福建民国时期中医学校教材丛刊

——莆田国医专科学校卷·第三册

总 主 编　李灿东　苏友新
执行主编　陈　莘　王尊旺　陈建群

全国百佳图书出版单位
中国中医药出版社
·北　京·

本册目录

莆田國医専科学校講義

藥物

（四冊）

1945

民國三十四年五月重訂

澤瀉（別名）蕍 禹孫 水瀉

科屬。澤瀉科。

產地。山東 陝西 河南 四川 福建（產福建者以建寧府為上但甘味以四川為濃厚）

形態。多年生草。初夏莖端結蕊。淡碧色。形似如意。苗嫩可食。其地下莖略如球圓形。外部呈黃褐色。平滑。下面存鬚根。

性味。甘淡微寒。

主治。風寒濕痺。乳難。養五臟。益氣力。肥健。消水（本經）

補虛損五臟虛痛。起陰氣。止洩精消渴淋瀝
逐膀胱三焦停水（別錄）
腎虛精自出。治五淋。通宣水道。（甄權）
滲濕熱。行痰飲。止嘔吐瀉利。疝痛腳氣。（時珍）
小便不利。冒眩。也。旁治渴。（藥徵）
利尿。眩暈。糖尿病（古名消渴）腳氣病。

近世應用

入藥之部　塊根。

炮製　鹽水拌。或生用。

用量　二錢——三錢

五苓散等物列左

豬苓　澤瀉　白朮
桂枝　茯苓

禁忌　畏海蛤　文蛤　忌鐵器。

學說彙錄　寇宗奭曰：澤瀉之功長於利水。張仲景治水蓄煩渴，小便不利，或吐或瀉，五苓散主之，方用澤瀉，故知其長於行水。本草引扁鵲云：多服病人眼。誠為行去其水也。凡服澤瀉散人，未有不小便多者。小便既多，腎氣焉得復實。今人止泄精，多不敢用之。仲景八味丸用之者，亦不過引接桂附等歸就腎經，别無他意。王好古曰：本經云久服明目，扁鵲云多服昏

其甲學　二

目何也蓋老言去膀中留垢以其啖鹹能瀉伏水故也瀉伏水去留垢故明目小便利腎氣虛故昏目

王履曰寇宗奭之說王好古韙之切謂八味丸以地黃為君餘藥佐之非止補血兼補氣也所謂陽旺則能生陰血也地黃山茱牡丹皮皆腎經之藥附子官桂乃右腎命門之藥皆不待澤瀉之接引而后至也則八味丸之用此蓋取其瀉腎邪養五臟益氣力起陰氣

補虚損。五勞之功，而又能瀉腎。從于諸補藥

羣衆之中，則亦不能瀉矣。

時珍曰：澤瀉氣平，味甘而淡。淡能滲泄，氣味

俱薄，所以利水而泄下。脾胃有濕熱，則頭重

而目昏耳鳴。澤瀉滲去其濕，則熱亦隨去，而

土氣得令，清氣上行，天氣明朗，故澤瀉有養

五臓、益氣力、治頭旋、聰明耳目之功。若久服

則降令太過，清氣不升，真陰暗耗，安得不目

昏耶？仲景地黃丸用茯苓、澤瀉者，乃取其瀉

膀胱之邪氣。非引導也。古人用補藥必兼瀉邪。邪去則補藥得力。一闢一闔。此乃玄妙之理。後世不知專一于補。所以久服必有偏勝之害也。

編者按

總觀澤瀉之主治。本經主風寒濕痹……消水。別錄……五藏痞滿……消渴淋瀝膀胱三焦停水。甄權……治五淋宣通水道。時珍滲濕熱……脚氣。可知本品確為利水之劑。故澤瀉湯證。以下有支飲。其人苦眩冒。五苓散證曰。小便不利微熱消渴茯苓澤瀉湯證曰。吐而渴欲飲水八味丸證曰小便不利又曰消渴小便反多猪苓湯證曰渴欲飲水小便不利牡蠣澤瀉散證曰從腰以下有水氣。姑引傷寒金匱二書證以近日生理病理諸說俾讀者明瞭澤瀉之藥效不致暗中摸索

(八) 心下有支飲其人苦眩冒澤瀉湯主之

尤氏云水飲之邪上乘清陽之位則為冒眩冒者昏冒而神不清。如有物冒蔽之也眩者。

目眩轉而作見玄黑也。

陸氏云此水在胃中而證見於腦者。冒眩與苓桂朮甘之眩目眩同理。惟胸脇不逆滿為異。水雖在胃而致病之處在腎。以其用澤瀉白朮皆利小便之藥。故知致病之處在腎也。

程氏云白朮之甘苦以補脾則痰不生。澤瀉之甘鹹以入腎則飲不蓄。小劑以治支飲之輕者。

(2) 微熱消渴者。五苓散主之。

陸氏云五苓之主證為渴而小便不利其原因為腎臟泌尿障礙然傷寒卒病之渴有因於亡津液者證似五苓而非五苓所主蓋大汗傷津則咽喉及口腔粘膜無所分泌故口渴欲得飲水津傷而陽不亡則胃腸自能吸收所謂陰陽自和者必自愈故不須服藥但生理機能不如健康之人暢適調節機能不如健康人之優豫故雖渴欲飲水仍當少少與之若恣意狂飲恐生他變也五苓證則不

然因腎臓泌尿障礙小便不利故血液中水毒充積血既積水則胃腸中水份不復吸收入血故胃中亦有積水液體之代謝既起障礙則唾腺及口腔粘膜亦不分泌故口渴然因胃有積水故水入則吐凡霍亂腎臟炎糖尿諸病小便不利口渴而兼有表症者皆五苓證也由此可知亡津液之渴由於體內水竭其皮膚必乾燥五苓證之渴由於體內水積其皮膚必鮮明甚則浮腫（金匱）假令瘦

人臍下有悸。吐涎沫而顛眩。此水也。五苓散主之。此條則慢性腎臟炎。慢性腎臟炎有兩種。解剖上腎臟脹大者、名實質性腎臟炎。萎縮者、名間質性腎臟炎。此條證候、乃間質性腎臟炎也。間質性腎臟炎之證狀、發生極慢。其自覺證為煩渴、尿意頻數。時常嘔吐、或頭痛不眠等神經證狀。與傷寒論所載五苓散證適合。其人全身起貧血之貌、瘦極速。此因尿中漏出蛋白質。直接使營養減少。且尿毒之

六

鼻研解

鬱滯而接使營養機能大起障礙故也。以其貧血羸瘦，故曰瘦人。或同時發生全身水腫，則羸瘦之狀，反被掩而不見焉。水腫為腎臟炎常見之證。在慢性腎炎則肋膜、腹膜等腔之漿膜腔內，發炎滲漏液。若腹膜腔內滲漏液過多，則令臍下有悸。尿毒之鬱滯於血中也。其作用於神經中樞及消化器，發生尿中毒症，發令吐涎沫而頭眩。所吐液體時有放尿臭。若尿中毒症之經過者，不過消化障礙，不

忌飲食嘔吐下利頭痛失眠或嗜睡等其急
者驟然發作昏不知人全身痙攣卽時之後
起特異之癲癇證發作昏睡數日陷於死亡
凡此證候皆由泌尿障礙尿毒與水分鬱滯
而起故曰此水也慢性間質性腎臟炎雖經
過甚緩慢而豫後不良西醫斷為不治之病
用五苓散排除尿毒可以輕快一時不致遽
死於尿中毒然於腎臟解剖上之病變殆不
能根治也

藥物學

是故此方以豬苓澤瀉茯苓利小便恢復腎臟機能。以白朮吸收排除胃腸之積水。以桂枝降衝逆使氣散不吐。兼解脈浮發熱之表。故桂枝爲一方之關鍵。時醫畏桂枝如虎。特去此味謂之四苓。方意盡失矣。……

(3)

胃反吐而渴欲飲水者。茯苓澤瀉湯主之。

此所謂胃弛緩。胃擴張等病。胃中停水極多者也。胃中停水。故吐不止。水不下於腸胃。又無吸收水份之力。於是全身諸組織感缺水。故渴。渴而飲水、則胃中停水愈多，其擴張愈甚。於是愈飲愈吐。而渴亦愈不得止。治之以茯苓澤瀉湯。所以使水下入於腸。吸收於血管散佈於全身，而排泄於腎臟也。此證胃中停水而吐，似小半夏湯。然小半夏湯不渴。此方則渴甚。方證又甚似五苓散。然五苓散病在腎，小便不利為主証。且腹痛。五苓因腎不排水，體內水液充溢。此方因胃不降水，體內水液乾涸。以此經驗參互辨析，則於用方之道[illegible]切矣。

恐過半矣。

(廿) 男子消渴小便反多以飲一斗小便一斗腎氣丸主之(即八味丸)

云男子者明消渴之由於房勞者也云小便反多者謂消渴之小便本不多今多故曰反此可以證消渴之本義為飲一斗小便一斗不足為腎氣丸之證候必有腳腫陰痿少腹不仁等證者乃可與之。

陸氏云消渴之名本謂渴而不小便其渴而

小便多、名渴利。不渴而小便多者、名内消。與溲、千金所謂是也。其後消癉渴利之名統名消渴。宋元以後又分消渴為上中下三消以配三焦。此病名之沿革也。古今經驗及東垣所論。皆是糖尿病之證候。糖尿病者。因新陳代謝機能之紊亂。致血液中所含葡萄糖之量過多。腎臟不能截留。隨小便而排出也。故西醫之診斷此病。驗其糖尿有無糖質。或驗其血中糖量是否。過多以為斷。有時尿中雖

藥物學 九

有糖而尿則不多，尿不多即不渴。有時需多量之水，以溶解糖質，則渴飲而尿多。有時尿中不但有糖質，且有蛋白脂肪，則其尿不但味甘，且如脂如膏矣。然此爲糖質，爲人身工作精力之原料，不當排泄，過而排泄之。設其人消化器不病，必思攝取食物以爲補償。然補償有限，而排泄無度，則體內之脂肪蛋白亦相與化成糖質，隨時排泄，而成一往不返之勢。故多食善飢而羸瘦日甚，此病理之可

知也若夫脚腫陰痿弱瘠躄癥脊瘡肉亦稍
尿痛常見之證而其治難知其傳為中消證
限消渴之前開至於治法大渴引飲有熱證
者宜石膏劑善飢多食大便難者宜大黄芩
連之類陰痿脚腫者宜腎氣丸之類此皆已
識而熟者也而宋元諸醫以石膏劑所治者
為上消以大黄芩連所治者為中消以腎氣
丸所治者為下消又附會氣厥論肺消鬲消
之文以上消為心移寒若熱於肺至中消下

[illegible]

消内經無文可援則以中消為陽王陰衰脾胃蘊熱以下消為腎水下泄心火上炎繼然分消渴為三段不知三消諸證相因而致其誤顯然喻嘉言又謂消渴始於胃而極於肺腎則以為先見中消之多食先飢次見上下消之煩渴小便數腳氣飢瘦諸證也然驗之消渴病者多飢而口渴實為最先見之證其病完全成立然後貪食消瘦喻氏知三消之相因而不知始於中消又不知其病始終不

滲於腑抗為未得也要之議論愈多去實際愈遠金元以後醫學之浮誇不足取如此愚以為從事醫學當從已效之方藥證候上探索藥效病理證之以科學科學所未能知者寧從蓋闕勿退浮辭如是然後國醫有光大之日乎至於糖尿病之原因西醫但知為新陳代謝機能之紊亂其所以紊亂之故則說者紛如未有定論也巢源千金諸書以為由於服石由於房室由於飲酒厚味然服石之

風唐以後已息西洋人又素來不解服石亦有居然而患糖尿病者糖尿病之不因服石明矣飲酒厚味使體內糖質過賸肥胖多食之人固多患糖尿者然其病易治則飲酒厚味不得為重證糖尿病之原因也糖尿病之重大原因其惟房室乎房室之影響內分泌事實上有種種證明內分泌紊亂之促成糖尿或對於炭水化物之新陳代謝有影響者科學家亦有種種證明故糖尿病之統計男

子囊菌芽子清酵之種族多於前數之種族食物中五穀蔬果之類其主成分為炭水化物是為供給體溫及工作精力之原料此類食物消化時必先化為葡萄糖然後能吸收入血而血中所含葡萄糖之量常有一定通常為千分之一或千分之二若所食炭水化物過多血液不能容則必為動物澱粉貯於肝臟肝臟又不能容則必為脂肪貯於體內食少或絕食時則動物澱粉及脂肪皆能還化葡萄

藥物學

糖以補充血液之需要葡萄糖供給工作精力及生成體温之後分解為二養化炭及水排出體外此生理上營養新陳代謝之大概情形也此代謝機能發生障礙如肝臟不能截留動物澱粉或動物澱粉化糖過速或脂肪化糖過速或腎臟不能攔截血中糖質皆足以致糖尿所以代謝機能起障礙者尚無定論或以為內分泌必居重要原因內分泌者古人所謂腎氣者也糖尿病既成久久

三

不已則體內所有炭水化物蛋白質脂肪諸質悉以不規則的變化從小便而下故飲食無度而消瘦日加。或竟飲一溲二，則全身營養有土崩瓦解之勢不可治矣此糖尿病病理之大概也——假令六朝以後醫家循此途以進至於今日國醫之病理學說何致出西醫下哉乃宋元以後崇尚空談一切推本內經於是三焦消渴者肺也胃也三焦也盈車廢話於病理實際相去天涯乃竟不復知消渴之溺甜——是消渴之溺甜六朝人所知而宋人轉不知故醫學至宋以後實為退化時期——愚嘗欲退内經黜宋元以後諸說而進千金外臺諸書而時醫相與詫怪斥為謬妄嗚呼予欲無言

(5) 脈浮發熱渴欲飲水小便不利猪苓湯主之

沈氏云此亦非真消渴也傷寒太陽陽明熱邪未清故脈浮發熱渴欲飲水胃熱下流則小便不利故以猪苓湯導熱滋乾而驅胃邪

下出也
陸氏云猪苓湯雖出陽明篇實爲治淋之方而注家不知其釋猪苓湯證謂有陽明熱邪釋淋病謂是膀胱積熱夫有熱邪之病而爲小便淋瀝之證則但膀胱積熱何異乎注家徒以其爲陽明方故謂之陽明熱邪以其爲淋病故謂之膀胱積熱而不知猪苓湯正治淋病——然則五苓證病在腎藏雖小便不利而小腹不滿決不見膿血猪苓證病在膀

膀胱尿道，其小腹必滿，又多帶膿血，苟熟知乎腎臟病與膀胱尿道病症狀之異，則二方決不致誤施——故本方雖以猪苓名湯，實以滑石為君，阿膠為臣，餘三味不過佐使耳。蘇頌謂古方治淋疾，多單使滑石，殆以其能滑利尿道，故得名歟。阿膠則專為止血，舊注以為育陰，蓋以本方冠陽明少陰字樣，想當然耳。猪苓茯苓澤瀉三味，同五苓散，所以促腎臟之分泌，蓋下流不通，則上源亦塞，膀胱積

(6)

尿不去則腎臟之泌尿亦阻也

從腰以下有水氣者牡礪澤瀉散主之

方極云牡礪澤瀉散治身體水腫腹中有動而小便不利者方函口訣云此方雖治腰以下水氣用於腰以上水氣亦效其病在虛實之間者宜之秘者可加大黃此丹波元簡之經驗也

陸氏云商陸根除肌表水腫最爲峻快服之二便暢行腫亦隨消餘嘗以此取一時之

效海藻。今人用治疝瘕、癥，本經云有下十二
水腫之文。蓋催促淋巴還流之藥也。澤瀉、葶
藶諸味，皆逐在裏表之水。本方表裏俱治，故為
水腫。栝蔞：元堅云：此方栝蔞根，蓋取其淡滲，
不取其生津。金匱治小便不利者有水氣，用
栝蔞瞿麥丸，可以相證。而本草則曰止小便
利，未審何謂。蓋言治消渴、糖尿病也。
金鑑云：此方施之於形氣實者，其腫可隨愈
也。若病後土虛不能制水，腎虛不能行水，則

又當别論、慎不可服也。

高良薑（别名）　蠻薑、子「附」

科屬　蘘荷科

產地　廣東　貴州　四川　福建　山西　東印度等處

形態　本品爲多年生草、莖圓而直立、高三四尺、葉爲長楕圓形、春開白花、有紅斑、及黄暈、圓錐花序、實作濃橙色、卵圓形、子名（紅荳蔻）

性味　辛熱。

成分　含有揮發油、辛味性樹脂、越幾斯、澱粉等

藥物學　十六

主治 暴冷胃中冷逆霍亂腹痛（別錄）
治風破氣腹內久冷氣痛去風冷痹痛（甄權）
轉筋瀉痢反胃解酒毒消宿食（大明）
健脾胃寬胸膈破冷癖除瘴瘧（時珍）

生理作用 能刺激胃壁神經使消化機能亢進亦能刺激腸壁血管
使之收縮傷寒霍亂等菌遇之即感強烈之刺激而死

紅豆蔻 腸虛心腹絞痛霍亂嘔吐酸水解酒毒（藏器）
噎膈反胃虛瘧寒脹燥濕散寒（時珍）

近世應用 煖胃散寒止痛

入藥之部　根

用量　八分——錢半

忌症　腎臟炎

學說彙集　楊士瀛曰噫逆胃寒者高良姜為要藥人參茯苓佐之脾冷痛用高良姜微剉微炒為末米飲服一錢立止又云紅荳蔻東垣脾胃藥中常用之亦取其辛熱芳香能醒脾溫胃散寒燥濕消食之功爾若脾胃素有伏火者切不宜用

將玉伯曰高良姜含揮發油——澱粉等能溫中下氣消食健脾與荳蔻同功但辛散過之故能除客寒散風冷其

用又與乾姜不同,乾姜炮製則能温中散寒,良姜過於辛散,温中之力遜於乾姜,治胃痛有殊功,為芳香性之健胃藥。

五味子(別名) 荎藸 玄及 欵神 壯味

科屬 木蘭科

產地 我國北方及朝鮮等地

形態 本品為常綠蔓生之木本植物,莖含粘液甚多,葉為長卵圓形,厚而有光,夏末葉腋開白花,實如小球,產南方者色紅,北方者色黑,入藥以北產者為良,肉甘酸,仁苦而辛並有鹹味,故以此而得名。

性味　酸溫

主治　益氣，欬逆，上氣，勞傷羸瘦，補不足，強陰，益男子精。（本經）

明目，暖水臟，壯筋骨，治風，消食，反胃，霍亂，轉筋，痃癖，奔豚，冷氣，消水腫，心氣脹，止渴，除煩熱，解酒毒。（大明）

生津止渴，治瀉痢，補元氣不足，收耗散之氣，瞳子散大（東垣）

治喘欬嗽，壯水鎮陽。（好古）

欬而冒者也（藥徵）

近世應用　益肺腎，斂虛汗，

入藥之部　實

用量　五分——一錢

惡使　茯苓為之使，惡萎蕤。

學說彙集　咸無己曰：肺欲收，急食酸以收之，芍藥五味之酸以收逆氣而安肺。

李東垣曰：收肺氣，補氣不足，升也，酸以收逆氣，肺寒氣逆則宜此與乾姜同治之，又五味子收肺氣，乃火熱必用之藥，故治欬以之為君，但有外邪者不可驟用，恐閉其邪氣，必先發散而後用之，乃良，有痰者以半夏為佐，喘者阿膠為佐，但分兩少不同耳。

朱丹溪曰：黄昏嗽乃火氣浮入肺中，不宜用涼藥，宜用五味子、五倍子斂而降之。

陸氏云：本品酸斂，主欬嗽，而偕細辛與五味同用，具開闔相濟之妙。所以為鎮欬主劑也。故小青龍為急性呼吸器病之主方。其主證為發熱、惡寒、劇欬而頭痛，以其劇咳，故曰心下有水氣，乾嘔則非必見之證，玉函、千金翼並作欬而發熱，無乾嘔二字，是也。求之西醫書，有大葉肺炎、枝氣管肺炎——急性枝氣管炎、滲出性胸膜炎等，其證候皆相似，此等病之異於尋常傷風欬嗽者，為病勢重篤，初起皆惡寒戰慄，繼之以高熱，故曰傷寒表不解，發炎之部常有炎性滲出物，故曰心下有水氣，炎部往往覺刺痛，欬時尤甚，其欬始則乾澀無痰，繼則有黏厚之鐵色痰，呼吸困難，不能平臥，高熱持久，故曰發熱而欬，病至極期，往往讝妄瞀狂，見腦症狀，乃知葉桂吳瑭王士雄輩所謂溫邪上受，首先犯肺，逆傳心胞者，皆即此等病，當其初病時，必用小青龍湯解表，逐水鎮欬，則曲突徙薪，可以短縮時間，弭患於熱形，無如葉氏之徒——必欲揭櫫濕熱，自出心裁，於是棄小青龍不用，而以辛涼輕劑緩緩待之，及其病勢既尼然後一甲二甲增液定風則焦頭爛額無濟於事矣。

訶黎勒（別名） 訶子 涟翁

科屬 使君子科

產地 廣東——印度

形態 落葉喬木山地自生高二丈許葉為羽狀複葉其小葉皆長卵圓形互生花白子似梔子橄欖皮肉相着七八月實熟為褐色卵圓形類椎實縱有六稜皮厚面有皺紋及光澤內部堅實帶黃色

性味 苦溫

成分 含有沒食子酸——鞣酸 單寧酸

生理作用 入胃後令胃內之胃布生及蛋白質皆凝固而消化力被阻且能將胃粘膜收縮使分泌減退至腸能收縮腸壁之微血管減輕下痢且微有殺菌之功由腸壁吸入血中能使血液流動之血管收縮阻止血液及白血球之滲出故有間接止血之功又能使腸收縮而減下痢

主治 冷氣心腹脹滿下食（唐本）

破胸膈結氣通利津液止水道黑髭髮（甄權）

下宿物止腸澼久泄赤白痢（蕭炳）。

心腹虛痛奔豚腎氣肺氣喘急腸風瀉血崩中帶下懷孕
漏胎及胎動欲生脹悶氣喘（大明）

近世應用 歛肺　濇腸

入藥部分 實

修治 酒浸蒸一伏時刀削去皮取肉剉焙用

用量 輕量五分—一錢　中量一錢—二錢　重量二錢—三錢

禁忌 綠—膽—明—礬　鈆白　代赭石　禹餘糧

學說彙錄 朱丹溪曰本品治肺氣因火傷極遂鬱遏脹滿其味酸苦有收歛降火之功也如歛肺則必同五味

藥甘澀

張石頑曰　訶子苦澀降斂生用清金止嗽

海藥本草云　波斯國人行舟遇大魚涎滑數里舟不能行投以訶子其滑即化則其化涎消痰概可見矣

辨藥指南　訶子味苦而帶酸澀能降能收兼得其善蓋金空則鳴肺氣為火邪鬱遏以致哮喘欬嗽或至聲啞用此降火斂肺則肺竅無壅滯斯聲音清亮矣

鄒澍曰　本品惟其皮肉相著方得似脾與肺氣相怡也脾氣承於肺而上輸斯胸中無痰涎冷氣

之停肺繫接脾而下降斯腹中無宿滯脹滿
之阻况溫則能升甚則能降甚則主瀉溫則
能開故為宿食痰涎上壅則吐下壅則利之
妙劑

藥性化義

本藥取其澀可固脫若久瀉久痢則實邪去
而元氣脫用此同健脾之藥固澀大腸則瀉
利自止矣

本草從新

本品佐樗皮治腸澼便血得蛇床子五味山
茱萸續斷杜仲治虛寒帶下

二十二

無石子

本草衍義云 訶棃勒能澁便而又寬腸澁能治利寬腸能治氣故氣利宜調以粥飲者藉穀氣以助胃腸也仲景治氣利用訶棃勒散詳其主治不知其義及後讀杜壬方言氣利裏急後重始知訶棃勒用以調氣蓋有形之傷則便垢而後重無形之傷則氣墜而後重便腸垢者得諸實氣下墜得諸虛故用訶棃勒溫澁之劑也

廣異誌云 高仙芝在大食國得訶棃勒長三寸置抹肚下便覺腹中痛因大利十餘行疑訶棃勒為

陸氏云

出系傳聞火食長老云此物人帶一切病消
刹者乃出惡物爾仙芝寶之後被誅失所在矣
訶黎勒治氣利始以前醫書無所見蘇頌圖
經稱張仲景乃在要略既出之後即據要略
為說故林億等疑非仲景方也此藥主消痰
下氣乃通利藥作效云大便澀廣濟云利多
減服明其有微利之效今人以為收澀藥殆
非據化驗所得某王氏分為沒食子酸及單
甯酸入胃能凝固胃中之卑布生及蛋質又

能收縮胃粘膜而減其分泌此即所謂消痰矣入腸能收縮腸粘膜及其微血管使分泌減而下利差又以其通利之力排除腸内容物使不至停留發酵此其所以治氣利歟

編者按 總觀諸家論述對於本品治效説者紛如然歸納之可得醫治作用凡四(1)治喘咳、發聲音(2)消痰(3)下氣(4)止血、治帶下近人王慎軒謂本品能治喘嗽者因肺之氣管支有炎症也其炎症約有急慢兩種訶子主治慢性炎症以本品主要成分為鞣酸鞣酸能被覆炎症之創面足有

殺菌制酵及排除發炎性物質之能力使其肺部減少炎性物質之刺激因而發喘咳等症遂得迅速治愈然僅宜用於慢性者因此藥不能散熱瀉痰耳

然痰之來源大別有二一曰肺痰一曰胃痰肺痰乃氣管支之炎性分泌物胃痰乃胃內膜之炎性分泌物其病灶雖不同其成痰之理則一也此藥之能消痰亦因其所含之碘酸有減少炎性分泌物之功耳肺管之痰涎減少則聲帶之發音如常故又主開音也至海藻本草載波斯國人行舟遇大魚涎滑數里舟不能行投以訶子其滑即化

準此則訶子之能化痰似有稀薄稠粘液之功而非減少分泌矣但本品之主成分—鞣酸—似無容解稠粘液體之功豈大魚所唾之涎乃蛋白質而鞣酸與蛋白質相合則能起沉澱耶然蛋白質者豈能涎滑數里而使舟不能行乎豈海藥本草之說為不足憑乎是則化痰之理將不能確定矣至於所主之下氣大約治神經性之心腹脹痛因本品內含—鞣酸甚多有麻痹神經及鎮靜之作用故能治之也且夫奔豚腎氣等證亦係神經疾患之屬於發作性者用此以鎮靜之麻痹之故能取效也若其胃酸缺

足以致消化不良兼發神經性之脘腹疼痛者服此必效
古人所謂下氣消食者殆指此歟
若本品為腸過鹼性腸液則成鞣酸鹼因鹼酸中和以致
失其收斂作用故其性雖收斂如非過腸部起異常變化
鹼性腸液消失時對於腸部殆不能起收斂作用也諸家
本草咸載其能止瀉止痢者蓋因患瀉痢者其腸部發炎
酸酵釀成酸素消失酸質故鞣酸至腸遂得其收斂作用
而能治瀉痢然凡瀉痢初起者宜通宜導不宜收斂故主
治久瀉久痢也

藥物 選少　　二一廿五

用於治濕絕不用治喘歎……等等而藥肆所製之本品均燒成黑色卻或經一番炮製已改變其成分歟是讀東人日野五七郎所著黑燒編用動植物燒成炭末變爲鉛體有吸着之功醫療上範圍甚廣文繁不備引若本品與參類及代赭石……等同用者因內含燐酸有變成酸化鐵令人中毒之虞且多服燐酸則能侵害深部組織使其周圍起炎證反應且呈腐蝕作用而發胃痛嘔吐噯氣等患甚藥物之畏反雖未得化驗證明然實皆本數千年經驗吾儕當處方之際是又不可不審也

藥物學　一一二

然訶子止血之功不外收斂而已因訶子成分之鞣酸能與血液之蛋白質相融合而生一種不溶解性物質以遮覆創口使之止血是即訶子止血之藥理也至於帶下乃子宮之粘性分泌物鞣酸既具收斂之作用能收縮血管減少液體之分泌則何不能治帶也下惟鞣酸內服須經過腸部之吸收一遇腸部鹼液則有鹼酸中和之可能失效須連續久服使其前進之鞣酸先與鹼液中和後進之鞣酸得以不受牽制而發其止血止帶之功也愚按近今醫家對訶子惟小兒痧後失音間有一用大部分應

龍膽草（別名） 陵游 觀音草

科屬 龍膽科

產地 四川

形態 本品為山野自生之宿草莖直立高一二尺葉為箭鏃形、有三縱脈無柄對生夏開白色筒狀花生於莖之頂端上部之葉腋、根長約十厘闊約五毫有不整齊之輪節色灰褐周圍生副根橫斷面亦呈褐色。

性味 苦寒。

成分 苦味越幾斯質黃色素脂肪油等。

生理作用 助胃液之不足以促進消化之功能并能激腸壁神經使腸之微血管收縮且含有糖質能助長酵素之作用

主治 骨間寒熱驚癇邪氣續絶傷定五藏殺蟲毒（本經）
除胃中伏熱時氣溫熱熱泄下痢去腸中小蟲益肝膽氣止驚惕（别錄）
小兒壯熱骨蒸驚癇入心（甄權）
退肝經邪熱除下焦濕熱之腫瀉膀胱火（東垣）
客忤疳氣熱狂明目止煩治瘡疥（大明）

近世應用 瀉肝火　清濕熱

藥用之部　根

用量　八分——三錢

佐使　貫衆小豆為之使

學說彙錄　張元素曰龍膽味苦性寒為肝膽氣分之藥也其用有四除下部風濕一也及濕熱二也臍下至足腫痛三也寒熱腳氣四也下行之功與防己同酒浸則能上行外行以柴胡為主龍膽為使治眼中疾必用之藥

張錫純曰龍膽草味苦微酸性寒色黃為胃家正藥其苦也能降胃氣堅胃質其酸也能補益胃中酸汁消化飲食

凡胃熱氣逆胃汁短少不能食者可以開胃進食西人渾以健胃藥稱之似欠精細為其微酸屬木故又能入肝膽滋肝血益膽汁降肝膽之熱使不上炎舉凡目疾吐血衄血二便下血驚癇眩暈因肝膽有熱而致病者皆能愈之其瀉肝膽實熱之力數倍於白芍而以斂輯肝膽虛熱固不如芍藥也

蔣玉伯曰本品性苦寒而下降能瀉肝膽有餘有火內含一精即「珍提毘盡」尚含有苦味越錢斯——及脂肪等主解肝膽之熱旁治為驅蟲藥又為苦味健胃藥

驗方選粹

(1)龍膽瀉肝湯局 治脇痛口苦耳聾耳腫筋痿陰濕熱
癢陰腫白濁溲血
龍膽草 黃芩 梔子 澤瀉 木通 車前 當歸
生地 柴胡 甘草 水煎服

(2)瀉青丸上池秘錄 治肝火鬱熱不能安臥
龍膽草 山梔子 大黃 川芎 當歸 防風
右為末蜜丸竹葉湯下

(3)龍膽丸和漢藥考 治疳疾發熱
龍膽草 黃連 使君子 青皮 陳皮

右爲末猪胆汁和丸如羅蔔子大臨卧時熱湯下

(卅)龍膽散擅　治盗汗有熱

龍膽草　防風　右末每服一錢臨卧時温米湯調服

石斛(別名)　石遂　禁生

科屬　蘭科

產地　羅山產者最勝　川產次之

形態　本品爲多年生草本產於岩石上或古樹上莖高五六寸每離寸許即有一節色青綠稍似木賊而中實每節生葉狹長而厚有平行脈夏初開花或紅或白有不整齊之花

被變種頗多、

性味　甘平

成分　主要素為「麥勒蒂生」餘為糖、灰。

生理作用　在胃略能促進胃液助消化之不足，至腸能激動腸之蠕動，且能制止其吸收力，故能使積糞排出，同時亦能使體溫下降三度餘。

主治　傷中除痺下氣，補五藏，虛勞羸瘦，強陰，久服厚腸胃。（本經）補內絕不足，平胃氣，長肌肉，逐皮膚邪熱，痱氣腳膝冷痺，（別錄）。

益氣除熱治男子腰腳軟弱健陽逐皮肌風痹骨中久疼

補腎益力（甄權）

壯筋骨煖水臟益智清氣（日華）

近世應用　生津液　除煩渴

入藥部分　莖

方劑名稱　鮮石斛　川石斛　耳環石斛　鐵皮石斛　霍山石斛

綠毛石斛

用量　鮮者搗汁兩許　乾者錢半——五六錢

修治　凡使去根頭用

禁[illegible]　勿[illegible]

[illegible]

畏反 學説彙集

巴豆雷丸殭蠶凝水石

本經續疏一要之石斛不有是補劑，然其調處陰陽交朕上下有扶危定傾之概。遂不得但目為補劑，故施之于外感。

凡火痺于上、氣結于中、陰伏于下、猶見收功。莫測以意消失而用之也可

本草從新一本品甘淡微鹹、微寒、平胃氣，除虛熱，安神定驚，療風痺脚弱，自汗、發熱，囊濕，除瀝、長於清胃除熱，唯胃腎有虛熱者宜之，虛而無火者不得混用

本草便讀——除陽明之虛熱，味甘鹹，以微寒、悦胃厚腸，肺腎並清，陰受益，金斂、乾霍方宜所產力難齊，鮮者治病除邪，每宜於時證，川者氣輕味薄，究功用之平常。

曹拙巢曰——石斛之用，全在滋養胃陰，除此別無他用，無奈世之庸俗，以之生津退熱，溫病初起，遭此柳遏，邪無從出，動釀白痦，陽明府病，火鬱于內，清之攻之，宜退宜疏，甘涼清滋，于事何補，此葉桂吳瑭所以為仲景之罪人也。

孫鳳翔曰　鮮石斛煎服，味已極淡，無論金釵木斛，市中皆用熬沙浸之黃皇發質，如黍苗，雖煎、百沸，亦無氣味，且硬之不碎，亦不能入丸散，耳環石斛極細小，猶為無用。

葉天士曰　自神農本經直至明代，皆視石斛為滋腎益陰之藥，無用之為退熱者，自葉天士倡伏氣溫病之說，群以麻桂能傷陰劫津，必生津液乃為正治，于斯石斛遂為溫病之退熱藥，夫溫病正當體溫亢進，吾人不用石膏知母以堵絶温之來路，乃以此滋厚之石斛膠阻其邪熱，雖稍殺然，而纏綿時日，動成癆瘵，甚則致死不寤，惟是尋常之風温咳嗆，蘇醫一見口渴痰厚，誤用石斛，遂成肺痿，吾人遇之屢矣，嗚呼痛匪獨天浩叔也，蘇醫一見舌尖紅而無胎，乃恣用石斛，抑知温病初起，據此而用石斛，有用愈多而其舌愈絳者，白痦未必定係石斛釀成，然温病無用石斛之必要，可斷言也。然則石斛吾人將如何而用，曰熱性

病後津液未復者可用之陰虛之喉症可用之病人藏腑他病口乾便閉所謂胃液不足者可用之總之石斛為滋養強壯藥非退熱藥也明矣

肉荳蔻（別名） 肉果 迦拘勒

科屬 荳蔻科

產地 我國廣東及東西印度－摩鹿加羣島－蘇門答臘等處

形態 本品為常綠喬木高達三丈葉互生作長橢圓形面滑澤兩端尖銳腋為花梗細長開淡黃色鐘狀花花為單性雌

雌異株，果實為肉果，初綠白色，後轉黃色，表面滑澤，熟則自上方裂開，內有紅色種皮甚堅。

性味　辛溫。

成分　主要成分為脂肪油、揮發油、澱粉等。

生理作用　用小量能促進胃液之分泌，使消化力增加，用大量能增加心臟跳動，漸呈麻醉狀，或由麻醉狀態而成血尿而死。

主治　溫中消食，止瀉，治積冷心腹脹痛，霍亂中惡，嘔沫冷氣（開寶）。

調中下氣，開胃，解酒毒（大明）。

治宿食痰飲，止小兒吐逆不下乳，腹痛（甄權）。

〔以下原缺〕

藥物學講義　三十三

近世應用藥用之部　暖脾胃固大腸（時珍）
行氣煖胃　止瀉固腸

果仁、

用量　八分—二錢

修治　凡使須以糯米粉熟湯捜裹豆蔻於炭火中煨熟去粉用
勿令犯鐵

學說彙錄　蔻宗奭曰本品亦善下氣多服則泄氣得中則和平其氣
朱丹溪曰—日華子稱其下氣以脾得補而善運化氣自
下也非若陳皮香附之駛泄蔻氏不詳其實遂以為不可

第六類

蔣玉伯曰肉豆蔻辛熱芳香而帶苦味為健胃之聖藥、凡脾胃虛寒挾痰挾食而生腹冷痛泄瀉不止服此最效同補骨脂用能止腎虛泄瀉但暑熱暴注者禁用

胡桃（別名）羌桃 核桃

科屬 雙子葉植物中離瓣植物之一科 胡桃屬

產地 原產蒙藏等處今河南陝西魯兩粵閩亦移植之

形態 本品為落葉喬木幹高二三丈葉為奇數羽狀複葉小葉作長卵形色濃綠有光澤夏初開花雄雌花皆成長穗下垂秋間結實如青桃熟後漚爛皮肉取核為果核殼為卵

[illegible] 圓形厚而堅硬有無數凸凹紋

性味　甘溫

成分　富含脂肪蛋白質等

主治　食之令人肥健潤肌黑髮多食利小便去五痔搗和胡粉拔白鬚髮內孔中則生黑毛燒存性和松脂研敷瘰癧瘡（開寶）

令人能食通潤血脈骨肉細膩（孟詵）

治傷損石淋——同破故紙蜜丸服補下焦（蘇頌）

補氣養血潤燥化痰益命門利三焦溫肺潤腸治虛寒喘

嗽腰膝重痛心腹疝痛血痢腸風散腫毒發痘瘡制銅毒（時珍）

近世應用 潤燥　化痰

藥用之部 仁

藥品鑑別 作營養上食品用者以核殼薄而光仁肉白嫩者為佳如取其油為醫藥上之用者以核殼厚而仁肉蒼老仁衣紫褐色者為良但本品肉含脂肪油頗富易走油變性油化者有毒不可用「油胡桃」雖有毒可用其為殺蟲滅菌藥治癘風疥癬白禿等皮膚蟲菌及寄生蟲諸病毒

藥物學

用量　二枚——七枚

禁忌　發熱而有外感性者　下利而腹脹飽滿者　以及肥胖痰脂肪過多證等

近人研究　鹽山張錫純氏曰胡桃味甘氣香性溫多含油質將油榨出須臾變黑色為滋養肝腎強健筋骨之要藥故善治腰腿及一切筋骨疼痛為其能補腎故能固齒牙烏鬚髮治虛勞喘嗽氣不歸元下焦虛寒小便頻數女子崩帶等症……又善消瘡疽及皮膚疥癬頭上白禿又能治瘡毒深入骨髓軟弱不能步履

蛋補類　四　根據開寶本草又五説食療本草諸説謂食之
令人肥健潤肌黑髮通順血脈骨肉細膩云
云蛋與其所含之主要成分脂肪及蛋白質
之營養作用脗合蓋人體蛋白質及脂肪每
日之消耗甚巨故每日非補以一百八十克
之蛋白質及二百克脂肪不足以抵其消費
若食物之供給量足償體內之同化作用時
則餘者皆貯積體中於是肌肉肥健血脈通
順肌肉細膩矣且脂肪充足則養化旺盛體

溫亦因之而增進古人以胡桃有溫補之說理亦在焉以此推之李時珍之補氣養血益命門利三焦治虛寒腰腳重痛及張錫純氏之補肝腎健筋骨等說均可不煩言而解矣第其脂肪油有潤內膜之作用故兼具止咳祛痰潤腸之功為綜合本品之功用如下

一為滋養強壯藥有增加體脂肪榮養肌肉潤澤皮膚促進循環增進體溫之能故舊說溫補是也

藥物學

二 有收斂作用故能平喘縮小便止遺精治
血痢腸風女子崩帶

三 脂肪油類有潤滑作用能祛痰潤腸治石
淋痔痛又為鎮靜鎮痛藥有平喘止咳治
疝痛筋骨酸痛腹癰之功

四 其變性脂肪油有殺蟲攻毒之作用能散腫
毒滅疥癬塗寄生性皮膚病極效——又
本品外部之肉果於未熟綠色時殺蟲有
奇效荷蘭藥鏡載謂以胡桃肉果製成越

幾斯一味獨用服三茶匙即能瀉下驅除
小兒蛔蟲極佳

[illegible]

古方示例

「青娥丸」 治陽痿滑精腰膝酸痛
胡桃 補骨脂 杜仲 共磨細粉蜜丸

「觀音應夢散」 治痰喘
人參 帶皮胡桃肉 水煎服

附說明

溧陽洪輯幼子病痰喘丸五晝夜不乳食醫
以危告其妻夜夢觀音授方令服人參胡桃
湯輯急取新羅人參寸許胡桃肉一枚煎服

一蜆殼許灌之喘即定明日以湯剝去胡桃褐衣用之喘復作仍連皮用之信宿而瘳此方不載書册盖人參定喘胡桃連皮能斂肺故也

醫案示例

近人唐吉父治王姓婦因生育過多患貧血近復生產卒不眠歷十餘日合眼即夢驚而醒心悸不安寢及卧床體態盖瘦若患怔忡延醫無非皆用安神藥終不能取效繼延余急望其色面青顴紅目睛交露聞細語至微

華岐學　　三十八

切脈細如遊絲舌色淡白無津液問之知為產後亡血證歸為處歸脾湯倍用人參黃芪當歸之品雖服數劑但收效甚少復以經濟不充改人參為黨參效更不速因思陳葉天先生嘗言胡桃其形像腦仁中之油能滋神經之燥且價廉始囑其試之計仁一兩擣碎和糖開水沖食日三次是晚已能稍睡惟時時驚醒不久又睡如是者繼日已得熟睡但不過二三小時耳乃停藥而專食胡桃末

「其二」

又聞賢安寢如故，形態日增矣。
張某一平達儒者，工書法，尤擅詩詞，惟向有
喘促之疾，年來每於秋冬之際必發，發竟嗽
食難下，不能平臥，每經余用溫肺之劑，然後
經旬餘始愈，如此者已三五年，果成為余之
老病家也。去歲九月間又臨予診所，告以舊
病復發，且較往年為甚，兼有咳嗽，求以其既
屬舊病，仍用溫肺湯，惟以咳嗽，乃參用化痰
之品，詎料竟藥石無效，病態依然。正欲想一

藥物學

二八九

捷徑以速愈張君之疾忽有一病家曾詢頭
暈可否服黑芝麻拌胡桃肉一事因思胡桃
治失眠等症已著奇效今張君之喘不妨亦
用胡桃同破故紙等分和服並為之擬方而
去經二日復張君復來而喘促未曾稍減余
大異之因細詢其三日之經過與藥物之服
法遂知張君以胡桃味澀故去其仁外之皮
而食以致無效復以余言連皮而食閱二星期之久而張
已來囑余調理身體並用膏方滋補今已宿疾若失矣

竹葉

科屬　禾本科

產地　廣東花縣今處處有之

形態　本品為多年生植物春月從宿根生苗初時類竹高達二二尺圓空而直葉互生狀如箭簇端尖夏日開綠色小花成總大穗狀花開於稍上根為纖維狀附生如麥文冬之堅球根

性味　甘寒

主治　除心煩熱痰逆上氣（別錄）

吐血熱毒風　止消渴（甄權）

消痰治熱狂煩悶　中風失音不語　壯熱頭痛頭風　止驚悸

溫疫迷悶　姙婦頭旋倒地　小兒驚癇天弔（大明）

近世應用　解熱　利尿

藥用之部　叢

藥品鑑別　節促而堅縮圓而勁皮白如霜者名「篁竹」本大肉厚葉長而闊笋味苦者名「苦竹」味甘肉薄節間有白粉者名「淡竹」

藥用以淡竹為佳

材料　淡竹茹

用量 學說來源

一錢——一兩

汪氏曰傷寒本是熱病熱於熱邪則精液銷鑠元氣虧損故其人必虛羸少氣氣逆欲吐氣虛不能消飲則停蓄於胸中故上逆欲吐也與竹葉石膏湯以調胃氣散熱逆

張氏醫通曰唇青者有二若唇與爪甲俱青煩渴引飲者為熱伏於厥陰竹葉石膏證也若唇青厥冷而畏寒振振欲擗地者為寒犯少陰真武證也夏月感冒吐瀉霍亂甚則手足厥冷少氣唇面爪甲皆青六脈俱伏吐出酸穢瀉下臭惡便黃溺赤者此火伏厥陰也為熱極似陰之候急

宜作地骨皮煎竹葉石膏湯誤作寒治必死

傷寒緒論曰太陽證下之頭痛未除唇口寒而青指頭微厥復發熱者為表邪内陷於陰分雖頭痛發熱不可用表藥宜竹葉石膏湯　虚煩不得眠者竹葉石膏湯

和劑局方云竹葉石膏湯治傷寒時氣表裏俱虚遍身發熱心胸煩悶或得汗已解内無津液虚羸少氣胸中煩滿氣逆欲吐及諸虚煩熱與傷寒相似但不惡寒身不疼痛頭不痛脈不緊數即不可汗下宜服本藥

傷寒六書曰動氣在右下之則津液竭咽乾鼻燥頭眩心

悸者宜竹葉石膏湯

湯本求真云余之經驗本方證病者常苦肉脫羸瘦有疲勞困憊之狀脈細虛數熱力皮膚及口唇口腔黏膜多乾燥舌乾燥有白苔訴煩渴呼吸淺表屢發喘欬腹部凹陷甚則如舟底狀食纔不振常惡心然屬陽虛證而非陰虛證故有熱狀而無寒狀呼氣及其他排泄物輒有臭氣尿亦濃稠而赤濁有此等內熱情狀可徵焉

陳氏云湯本所言證候蓋從方藥揣測而得愈覺顯明惟本方證當有身熱無汗者難用不可不知 又西醫遇此等

藥物學　　四十二

霍亂吾原因不明，或竟武斷為無所病，以其全屬纖能上
變，患無可證，然於六經特其病之主名，即無從施治也，
亦過信科學之弊。
丹羽元堅云：竹葉性寒，止煩熱；石膏入陽明，清胃熱；半夏
蠲飲止嘔吐；人參補病後之虛，與麥門冬同大添胃中之液
津液；又恐寒涼損胃，故用甘草以和之，且又以粳米一助其
胃氣也。

杜仲（別名）　思仲　思仙　木綿

科屬　大戟科。

產地　豫、陝、晉、川等處

形態　本品幹高數丈，葉作橢圓之卵形，端尖，樹皮細膩，有黃白斑紋，外部呈暗褐色，橫斷有細白色膠質絲樣之纖維，狀如棉絮，花實苦澀，亦可入藥

性味　辛平

主治　腰膝痛，補中益精氣，堅筋骨，強志，除陰下濕癢，小便餘瀝（本經）

腳中酸疼，不欲踐地（別錄）

治腎勞，腰脊攣（大明）

藥物學　　　泗村注

腎冷暨腰痛，人虛而身強直，風也（甄權）

近世應用　益腰腎，舒筋絡。

入藥之部　皮。

修治　凡使削去粗皮，鹽水或酒炒用。

用量　一錢——一兩

畏反　元參　蛇蛻

學說彙錄　龐元英云：一少年新娶，後得腳軟痛且麻甚，皆作腳氣治之，不效。路鈐孫琳診之，用杜仲一味，寸斷片折，每以一兩，用半酒半水一大盞煎湯，三日能行，又三日全愈。琳曰：此

乃腎虛肝腎氣也。杜仲能治腰膝痛，以酒行之，則為效容
易矣。若世俗以杜仲搭腰煮食治腰痛，依屢用輒驗。
2.黄宫繡曰：遺精由腎火亢盛而致，用此益見精脫不已，以
其氣味辛溫，能助肝腎之氣火也。殆因氣虛而血不固，用
此益見血脫不止，以其氣不上升，反引下降也。
3.補又：本品為腰脊雖瘦痛，不能久坐，或腰膝及腿膝痛，
而舉步瘦弱無力，往往發現於勞力過度之體，中醫稱之
曰腎虛，其實此等證大都由於精血不足，腰脊神經失養，
筋緩骨弱所致——蓋本品專用於足膝部分筋骨之弱

藥物

[illegible]　四十四

壯、制有顛痛之功效，為治關節疼痛、及脊柱彎曲肌肉无力等之特效藥，因內含富有彈力強韌不斷之膠狀纖維，有強筋補骨之作用故也。

少沈作者曰杜仲之能治腰腳痛焉，藥已得實驗之證明，而無可疑矣，今更研究其所以奏效之理，杜仲雖屬木皮而質地極厚，膠汁甚富，試斷杜仲之横面，必有許多纖相連續，是即含有膠質之確證，是項膠質最能滋補肝腎，肝—主筋，腎—主骨，腎充則骨強，肝充則筋健，故屈伸利而痛楚除，或問杜仲之治腰腳痛既在補肝滋腎，則[illegible]

次貞枸杞鱉甲亦補肝腎何以治腰痛之功遠不若杜仲之可靠乎曰治痛大法輕則運氣重則活血杜仲甘而辛溫能溫運氣血富含膠質堪填補陰精此其所以對於腰痛有特殊之功惟腰痛之因不僅腎虧一端痛有定處者屬瘀血往來走動者屬痰飲腰冷身重遇寒即發者屬寒濕或痛或止者屬濕熱必腰脊痠痿綿綿作痛按之稍瘥或並腿足痠軟者方為腎虧的症杜仲方為要藥耳

酸棗仁（別名）山棗

科屬 鼠李科

藥物學

產地　河南陝西等處

形態　本品為落葉灌木，高丈餘，有短銳刺，葉卵圓形或倒卵圓形，有三大脈，邊緣鋸齒，互生，開黃綠色小花，球圓形果實，仁扁圓形。

性味　酸平。

主治　心腹寒熱，邪結氣聚，四肢痠痛濕痹（本經）

煩心不得眠，臍上下痛……虛汗煩渴，補中，益肝氣，堅筋骨，助陰氣，能令人肥健（別錄）

筋骨風，炒仁研湯服（甄權）

近世效用　補肝膽　寧心神

入藥之部　仁

用量　一錢——五錢

惡反　防己

學說摘錄　蘇恭曰本經用實療不得眠不言用仁今方皆用仁補中益肝堅筋骨助陰氣皆酸棗仁之功也

李時珍曰酸棗實味酸性收故主肝病寒熱結氣痠痹久泄臍下滿痛之證其仁甘而潤故熟用療膽虛不得眠煩渴虛汗之證生用療膽熱好眠皆厥陰少陽藥也今人馬

以為心家藥殊昧此理也
擣士伯曰酸棗仁炒熟則性溫而斂能收氣斂神補肝益
膽故驚悸盜汗失眠之證皆可治之但肝膽有實熱者勿用

醫案示例

丁甘仁先生醫案（驚悸恍惚夢遺）

某左 驚悸陽浮恍惚若有所亡遺精頻頻心腎之陰不足君相之火
有餘盜汗甚多汗為心液虛陽迫津而外泄脈象軟弱右
尺虛數蓋肝與膽為表裏腎與肝為乙癸三陰既虛君相
內動欲滑其陽必滋其陰王太僕云壯水之主以制陽光
當擬三才合六味珍珠母丸加減滋腎陰以柔肝木清君

相而安神悉愕得陰平陽秘水升火降則諸恙可愈

北沙参　粉丹皮　珍珠母　生白芍　天麥冬　抱茯神

青龍齒　炒棗仁　大熟地　淮山藥　左牡蠣　遠志肉

封髓丹　金器一具

醫案之二（痰熱內蘊之健忘）

某

心悸跳躍右耳鳴兩目羞明腰痛痠脹膽怯健忘舌質

光苔尖白中後黃膩脈象弦小而滑此因痰熱乘勢內生

弦乃肝旺小屬腎虛滑則有痰之明證經云主不明則十

二官危心痛則一身皆痛矣脈症參合或則或損或則為

　行如口

癲欲求逸飲食靜養調攝當居其半草木扶助尚在其次宜複方圖治養心陰益腎水柔肝木化痰熱參以調和脾胃之品水足則木得涵養脾健則痰熱自化

柏子仁　硃茯神　廣橘白　枸杞子　酸棗仁　遠志肉（水炙）

青龍齒　陳胆星　滁菊花　潼沙苑　九節石菖蒲

生熟穀芽　冬青子　合歡皮

處方舉隅

酸棗仁湯（金匱）治虛勞虛煩不得眠

酸棗仁　甘草　知母　茯苓　川芎

右五味以水先煎棗仁納諸藥分三服

歸脾湯（濟生）治思慮過度勞傷心脾健忘怔忡

酸棗仁 炒白朮 炒茯神 黃耆 人參 木香 甘草

生姜 紅棗 龍眼肉 水煎服

女貞子（別名） 貞木 冬青

科屬 木犀科

產地 山東 山西等處

形態 本品為常綠小灌木幹高六七尺葉卵形質厚夏開小白花花冠下部連合為圓錐花序實長橢圓形色紫黑如鼠矢

性味　苦平

主治　補中安五藏養精神除百病久服肥健（本經）

強陰健腰膝變白髮明目（時珍）

女貞實係冬青子是故隆冬葉不凋補腎養肝安五藏明

眸黑髮更強腰（本草選要）

近世應用　補肝腎　強腰膝

入藥之部　實

收採時期　孟冬時採取陰乾用時以酒浸或蒸熟晒乾用

藥品鑑別　女貞冬青枸骨三物形狀相似而實不同蓋女貞俗名蠟

樹葉卵形子黑色能滋腎黑髮補骨俗名貓兒刺凡白葉多而有刺能補腰膝治勞傷失血冬青俗名凍青子紅葉稍圓形能補肝腎強筋此三者形態不同治亦迥殊不可不細為鑑別也

用量　三錢——一兩

學說彙錄　張隱菴曰三陽為男三陰為女女貞稟三陰之氣歲寒操守因以為名味苦性寒得三陰腎水之氣也凌冬不凋得少陰君火之氣也作蠟堅白得太陰肺金之氣也結實而圓得太陰脾土之氣也四季常青得厥陰肝木之氣也女

藥物[illegible]

貞屬三陰而稟五藏五行之氣故主補中安五藏也水之精為精火之精為神稟水陰水火之氣故養精神人身為病不外五行女貞備五藏五行之氣故除百病久服則水火相濟五藏安和故人肥健輕身不老

李時珍曰女貞實乃上品無毒妙藥而古方罕知用者何哉

丁澤周醫案之一（操勞過度頭暈眼花）

醫案
永州

某左

氣鬱于中則胸脹脅痛陽升於上則頭眩眼花心腎不交則夜不安寐腎主骨肝主筋肝腎血虛失於營養則遍身痠楚宜調益心腎柔肝潛陽法

生白芍 硃茯神 煅石决 熟女貞 金鈴子 玫瑰
水炒竹茹 馬料豆 紫貝齒 桑椹子 甘枸杞 夜交藤
滁菊花 潼蒺藜 左金丸

醫案之二（產後血虛頭痛）

某右 產後血虛厥陽上擾頭腦空痛目花眩暈脈弦細舌光無苔當養血柔肝而潛厥陽

大生地 生白芍 阿膠珠 穭豆衣 炒杭菊 潼蒺藜
熟女貞 酸棗仁 生石决 生牡蠣 黑芝麻 嫩鈎陳
柏子仁（別名） 側柏仁

藥物學　　五十

一　直直（音）觸

科屬　松杉科

產地　我國各地均產之

形態　本品為常綠灌木莖高六七尺至丈餘葉與扁柏差同而皆直立花亦單性實為毬果霜後四裂中含種子狀如麥粒色黃白

性味　甘平

成分　含有多量之揮發油

主治　治驚悸益氣除風濕安五臟久服令人澤潤美色耳目聰明（本經）

療恍惚虛損歷節腰中重痛益血止汗（别録）

主頭風腰腎中冷消宿水興陽道益壽去百邪鬼魅小兒驚癇（甄權）

養心氣潤腎燥安魂定魄益智寧神燒瀝澤頭髮治疥癬（時珍）

七言

柏子仁性味辛甘香透心脾潤肺肝止汗寧神清耳目定驚悸鬼殺非凡（本草選旨）

近世應用藥用之部

仁

補心脾　潤血脈

用量　三錢——四錢

修治　蒸熟曬裂去殼取仁炒研用

禁忌　菊花

學說彙錄　徐靈胎曰柏得天地堅剛之性以生不與物變遷經冬彌翠故能寧心神斂心氣而不為邪風游火所侵尅也又曰人之生理謂之仁仁藏於心物之生機在於實故實亦謂之仁凡草木之仁皆能補心氣以類相應也

周伯度曰柏為百木之長葉獨西指是為金木相媾仁則色黃白而味辛甘氣清香有脂而燥雖潤而不膩故所得

之而風虛能去脾得之而濕痹能通肺得之而大腸虛秘能已金匱竹皮大丸喘加柏實者肺病亦肝病也蓋婦人乳中煩嘔是肝氣之逆逆則不下歸腎而上衝肺柏實得西指之氣能降肺以輯肝喘寧有不止者乎此與他喘證不同故用藥亦異也

張錫純曰本品味微辛氣香性平多含油質能補助心氣治心虛驚悸怔忡能涵濡肝木治肝氣橫恣脅疼滋潤腎水治腎虧虛熱上浮雖含油質甚多而性不濕膩且氣香味甘實能有益脾胃本經謂其除風濕痹脾胃之氣化壯

旺由中四達而痺者自開也其味甘而兼辛又得秋金肅
降之氣能入肺寧嗽定喘導引下行統而言之和平純粹
之品於五藏皆有補益故本經謂安五藏也宜去淨皮炒
香不宜去油……大凡植物皆喜向陽光故樹杪皆東南
向柏樹則獨向西北（不單西指）西北者金水合併之方也
且其實成於秋而採於冬飽經霜露得金水之氣尤多肝
臟屬木中寄相火性甚暴烈内經名為將軍之官如驕將
悍卒必恩威並用而後能統馭之柏子仁既禀金水之氣
水能滋木如統師旅者之厚其餉也金能鎮木如統師旅

悍

者、之嚴其律也滋之鎮之則肝木得其養兼得其平將軍之官安其職矣。本經謂柏實能安五臟而實於肝臟尤宜也。曾治鄉村包姓少年其肝臟素有傷損左關脈獨微弱一日忽脇下作疼俾單用柏子仁一兩服之立愈觀此則柏子仁善於理肝可知矣

李時珍曰柏子仁性平、不寒不燥味甘而補辛而能潤其氣清香，能透心腎益脾胃。

蔣玉伯曰本品含芳香之氣且富於脂肪能舒脾益心潤肝補腎然香氣滑潤凡陰虛便泄者忌之

藥物學

五十三

鬼方峯陽

秘方補心丸（道藏）治心虛手振「按此方並可治心神恍惚而有痰者」

柏子仁　酸棗仁　當歸　粉甘草　生地　遠志　人參

膽南星　硃砂　金箔　麝香　琥珀　川芎　茯苓

右皆已識

右為末糊丸黍豆大硃砂為衣每服七八十丸姜湯送下

柏子仁丸　治經行復止血少神衰

柏子仁　牛膝　卷柏　澤蘭　續斷　熟地黃

右蜜丸米飲下

醫案示例

丁澤周醫案——「濕痰中阻不寐」

不寐已久，時輕時劇，苔薄膩，脈弦小，心體虧，心陽亢，不能下交於腎，濕痰中阻，胃因不和，胃不和故臥不安也。茲擬和胃化痰，交通心腎。

生白芍　硃茯神　川雅連　炒棗仁　法半夏　遠志肉

上肉桂　柏子霜　北秫米　炙甘草

陽亢不寐之案二

不寐之恙，乍輕乍劇，胷痛略減，頭眩心悸，此皆由陰虛不能斂陽，陽亢不入於陰，擬以柔肝潛陽，和胃安神。

蛤粉炒阿膠 硃茯神 青龍齒 左牡蠣 生白芍
酸棗仁 仙半夏 炙遠志 川雅連 柏子仁 北糯米

編者按

古人言藥效大都以色味時令定功用盤旋於某藥入心心某藥入肝紛呶不休方今藥化學尚在幼稚時代而國醫對於化學更未涉及藩籬吾人欲確定國藥之功能惟有從古籍及治驗方劑入手證以近世生理之說互為排比較易着力蓋數之生理學內藏器官及血管等均有交感神經之分布然交感神經有主宰內藏不隨意動作與知覺(例如思食則饞涎欲滴驚懼則面色轉白)然本藥富含

脂肪質有滋養强壯之功是以本經治驚悸別錄療恍惚(因神經有虚性興奮致精神現不安狀態)此藥能鎮靜之除風濕歷節通本藥對於關節炎(虚弱性)有特效此外胸腺病亦能令人喘(因胸腺腫甲狀腺下突部分旋胸向下直至心包而醫以腎上腺精治喘舊說所謂腎不納氣蓋腎上腺分泌不足所致)總括言之凡神經興奮(虚弱性)者能靜止之衰弱者能補益之不拘拘於舊說之寧神益智濡肝滋水編者文字淺陋參考書籍又缺急就成篇未能愜意苟由是研求冀將來或有更多之收獲也。

覆盆子（别名） 缺盆 西国草「叶」附

科属 蔷薇科

产地 甘肃 安徽 河南 江苏

形态 多年生草随处自生长茎卧地叶为掌状複叶八叶大而平滑质硬春日抽花轴花五瓣色白花托肥大实为细粒色紫赤

性味 甘酸微温

成分 本品内含林檎酸酒石酸挥发油糖分等

主治 安五脏益精气长阴令人坚强志倍力有子（本经）

益氣輕身令髮不白（別錄）
補虛續絕強陰健陽悅澤肌膚安和五藏溫中益力療勞
摂風虛補肝明目（馬志）
君子腎精虛竭陰痿能令堅長女子食之有子（甄權）
覆盆溫暖味甘酸固腎精兮又補肝種子起陽縮小便熱
嘗可補肺虛寒（程驥）
葉「氣味」酸鹹
絞汁滴目中去膚赤（藏器）
明目止淚收濕氣（時珍）
[illegible]

近世應用　補肝腎　縮小便

入藥之部　果實

修治　五月採之烈日曝乾不爾易爛（說）或採得搗作薄餅曬乾蜜貯臨時以酒拌蒸用

用量　一錢——三錢

忌症　性慾過甚　小便不利

學說彙集　張石頑曰覆盆子乃蓬藟之實或云蓬蘽是覆盆苗分之為二殊為未當宗奭云覆盆益腎臟縮小便服之當覆其溺器故名本經謂於煖子藏服之令人多子別錄言其利

輕身令髮不白甘溫補血與桑椹同功惟秦地山中有之近世真者絕罕鬻肆每以樹莓代充欲驗真偽以酒侵之色紅者是真否則是假

本草選旨云：：：：本草言本品以之益腎臟補肝虛治肺氣三經並用而考其功用之至如補虛續絕強陰健陽悅肌膚縮小便療精竭流滑男子久服強陰女子而服結孕皆補腎之力居多其云補肝虛者能明目令髮不白然未始非木之資化於水也云治肺氣者益氣輕身治肺氣虛寒熱者始非水足而金自旺也讀者其神而明之

青盲[illegible]　五十九

蘇頌曰——崔元亮海上集驗方——用本品曝乾搗極細以薄綿裹之乳汁浸（如人行八九里久）治目暗不見物冷淚浸淫不止及天盲天行目暗等疾以汁點入目中即仰臥不過三四日視物如少年須禁酒麵油物等

李時珍曰——洪邁夷堅志載云潭州趙太尉母病爛弦疳眼二十年有老嫗云此中有蟲吾當除之入山取草蔓葉咀嚼留汁入筒中還以皂紗蒙眼滴汁漬下弦轉瞬間蟲從紗上出數日下弦乾復如法滴上弦又得蟲數十而愈後以治人多驗乃覆盆子葉也蓋為治眼之妙品

沈仲圭曰　甘温之性皆有補血之功藤蔓之子皆能下入肝腎覆盆子甘酸而温屬蔓草類此其所以有温腎縮小便補肝烏鬚髮之效也惟吾謂覆盆子之温補腎陽實由古人試驗而得何則本草昉自神農神農之本草經但述某藥治某病極鮮某藥補陽某藥補陰某藥解表某藥攻裏之概括語蓋由後賢由其所列之主治推闡而知是以吾人研究藥物功用固宜熟記主治尤當詳究如桂枝本經云主吐吸故治喘（外感風寒之喘）有效遠志本經云主咳逆故化痰有功而後世本草皆未云有此功用也

覆盆子

續前稿

本品有亞灌木與蔓生二種而其名尚有蓬虆懸鉤之別陶弘景以蓬虆是根名覆盆子是實名蘇恭以覆盆乃一物而異名然馬志以蓬虆乃覆盆之苗甄權覆盆乃蓬虆之子實也尋懸鉤為樹生高四五尺莖白有刺葉有細鋸齒與小泉榮次郎所編和漢藥考所言形態絕似蓋攷其者有百五十餘種產日本亦四十餘種乃品類如是之繁雜諸家本草辨析又不一致方今醫藥分業醫者竟從書本上揣摩臆解親採其藥近今市肆所售之覆盆子係一狀如小楊梅而色青黯吾人又非植物學專家識難判

別其真僞惟有從治療上求其藥之效用斯為得矣編者前年懋遷錦江診一女性年十二夜患遺溺症面色㿠白兩目無神按其手冷如冰問其起病已三月矣余偶憶漢藥神效方桂枝加龍牡湯能治遺尿證繼思覆盆子能縮小便遂加入本方（在配劑上牡蠣時其母面現輕視色）不意未及三劑其病若失及至病愈其母謂此賤物何以愈病如斯之速予笑謂曰藥物在求其適合病情奚計其物之貴賤編至此轉覺有標榜之嫌然醫為學活人之術但證明藥物之效用而已豈有存些微炫鬻之心哉

淡豆豉（別名）大豆豉（附）大豆卷

科屬　豆科

產地　我國處處有之惟以遼產最佳

形態　本品為穀類植物有黑白黄等皆於夏至後下種苗高三尺許也又其葉以三小葉合成密生毛茸秋開小白花蝶形其實皆結莢長寸餘有毛經霜乃枯

性味　甘淡

主治　主傷寒頭痛寒熱瘴氣惡毒煩躁滿悶虛勞喘吸兩脚疼冷殺六畜諸毒（別錄）

治時疾熱病發汗，熬末能止盜汗，除煩，生搗為丸服，治寒

熱風，胸中生瘡，煮服，治血痢腹痛，研塗陰莖生瘡（藥性）

治瘧疾骨蒸，中毒藥蠱氣，犬咬（大明）

下氣調中，治傷寒溫毒發斑嘔逆（時珍）

七言，淡豆苦寒宜解發，傷寒瘴瘧入蔥煎，調中下氣能除嘔滿

虛煩不得眠（程曙）

（天寶）溼痺筋攣膝痛（本經）

五臟不足，胃氣結積，益氣止痛，去黑䵟，潤肌膚皮毛（別錄）

破婦人惡血（孟詵）

藥勿用炒

六

除胃中積熱消水病脹（時珍）

寬中下氣利大腸消水脹腫毒（宗奭）

近世應用　淡豆豉　解肌表　除懊憹

大豆卷　清化濕熱舒筋

入藥之部　豆實

方劑名稱　炒香淡豆豉　葱豉湯　炒淡豆豉　大豆黃卷　清水豆卷

出品　有淡豉及鹹豉二種淡者入藥

修治　淡豉造法黑大豆二三斗六月內淘淨水浸一宿瀝乾蒸熟取出攤席上候微溫蒿覆每三日一看候黃衣上遍不

可太過取曬篩簸淨以水拌乾濕得宜以汁出指間為準安甕內鋪桑葉厚三寸密封泥於日中曬七日取出曬一時又以水拌入甕如此七次再蒸過攤去火氣甕收密封聽用

大豆黃卷造法以大黑豆浸水中候生芽長五寸取出陰乾

用量　豆豉二錢——三錢　大豆卷三錢——六錢

畏反　五參龍膽草

學說彙集　鄒澍曰：大豆能致陰氣於上而貫土氣於陰觀別錄以之除胃中熱痹傷寒淋瀝散五臟結積內寒盡之矣。

倪朱謨曰：淡豆豉治天行、時行疫癘瘟瘴之藥也，去陳濁為清新，開鬱閉為明暢，乃宣鬱之上劑。——節本草彙言

藥徵曰：主治心中懊憹也，旁治心中結痛，及心中滿而煩也。又曰：梔子豉湯方後，皆有一服得吐，止後服七字，世醫遂誤為吐劑，不稽之甚，為則試之，特治心中懊憹耳，未嘗必吐也。且心中懊憹而嘔者，本方加用生薑，其非吐劑也亦可以見也。傷寒論集註曰：舊本有一服得吐，止後服七字，此因瓜蒂散中有香豉，而誤傳於此也。今為刪正。余亦從之。

黄一塵曰：鄙人三年前曾患傷風咳嗽，百方施治，毫無應效。家慈見向戚屬處乞得鴉片烟屎一小塊，如黑豆大，命余服之，謂汝咳可止。余明知此藥非根本療法，然以百治無效，亦姑試之。臨睡前服下，咳嗽果得暫止。未及夜半，忽項間疼痛異常，胸中煩悶，反覆顛倒，至明早十一時漸不得片刻安睡，雖糜粥亦不思食，強食之則欲嘔。余思此證頗似梔子豆豉湯之證候，爰書梔子二錢、豆豉一錢、生薑二片，水一杯半，先煮梔子至一杯，再納薑豉，煮取八分服下，未幾即汗出津津，得熟睡兩小時。醒來則項痛心煩均覺臟輕食粥亦不復嘔。因去生薑再服一劑。諸證悉去。惟咳嗽依然。於是復邀佐野博士之藥。咳嗽始得平息。按仲景傷寒論曾載梔子豉湯例一條。謂病人舊有微溏者。不可服之。然鄙人平時固有大便微溏之證。而服梔子豉湯後不但不增加痛苦。而心煩不躁。覺得全治。可見仲景此言不足為訓。

蘇頌曰。古今方書用豉治病最多。江南人善作豉。凡得時氣即先用葱豉湯服之取汗。往往便瘥也。

李時珍曰。黑豆性平。作豉則溫。既經蒸罨。故能升能散。

得葱則發汗，得鹽則能吐，得酒則治風，得薤則治痢，得蒜則止血。炒熟則又能止汗，亦麻黄節根之義也。

陸氏曰：豆豉即為發汗之藥者，非也。謂豆豉是無達表之性者，亦非也。蓋豆豉普能泄肺寒，能除熱煩燥悶，而咸能止能散。肺主衛，又主皮毛，溫暑鬱蒸之時，邪氣自外受，遂從外解，此為必用之藥。然亦須視上下表裏寒熱，相其所配合佐藥或劑汗之異，若不能確定其功用。凡藥生者多宣導通，熟者多和多補。湯液本草云：豆豉去心中懊憹不眠，宜生用之。然則用以解表宜乎生者，用以取吐亦必生者堪物之因豉得蔥則發汗得鹽則能吐是則豉之能力就所合配者而異配合無蔥即不發汗配合無鹽即不作吐也就令配蔥配鹽而炒熟用之亦未必能汗能吐也葉天士先生醫案治胸次痞悶謂氣鬱化熱陳腐粘凝膠聚故脘從熱氣下注隱隱微痛法當用仲景梔子豉湯解其陳腐鬱熱此蓋深知豉經罨蒸藥性與病氣類相應之故用豉最為得當其非發汗之藥可知矣更觀於孟詵云豆豉炒為末能止盜汗然則炒熟用之非但不能發汗而且反能收汗世俗或以為發汗而不敢用或欲其有汗用至四五

鏡西不見汗出詭為怪事故論及之

黃次公曰淡豆豉清水豆卷之二者為時下醫工退熱發汗之聖藥品温病治療遂一落千丈此清代温熱派醫家之始作俑也但二藥之本身原非絕對無用之品時醫用之不得其要耳豆豉在仲景方劑僅供除煩之用而時醫以豆豉同荊芥等代替麻黃桂枝之發汗倘其人自汗出身熱不為與表則又加入辛涼清宣藥中為解熱之用以豆豉解熱其效雖薄尚屬不誤以豆豉為發汗重藥則謬絕仲景麻黃葛根諸方一方有一方證象一方有一方效

用時醫不辭此一例以豆豉應付故雖極輕之太陽病失治而傳入陽明更僕難數矣　時醫有所謂伏氣溫病者常用炒香豉說氣溫病病名之不適無待辨實豆豉可以炒用亦為妄說至於大豆黃卷仲景用於薯蕷丸中原為補劑中之副藥以豆中含有蛋白質之滋養料也從聖濟總錄之記載此藥大概有行水作用濕溫用之亦相宜薰濕濕證須通汗惟有芳香化濁與淡滲利濕之藥合劑方能收效故本藥加入於朴夏苓藿香佩蘭等藥中為副藥發熱不可解如時醫以之為濕溫之主藥更以之應付一切熱病

真乃荒謬不可救藥耳。

錢公云 云傷寒論為外感病之論說已為世所公認而其所列之方雖有一百十二種歸納言之不外汗、吐、下和四種錯綜變化而成者也蓋外感病重在祛邪祛邪之法不分汗、吐、下、和。觀其邪勢之所在擇其當用之法施之鮮有不效者也但一百十二方中取吐之方最少僅瓜蒂散與梔豉湯而已而梔豉一方尚疑其無取吐之效能後世註家亦頗有作是說者矣研究此問題當分二點以討論之

（一）梔子豉湯是否有取吐之能力

(二)梔子豉湯症是否需要取吐

關於第一點後世以仲景於梔子豉湯方下註曰得吐者止後服故以為是吐劑殊不知梔子及豆豉二味皆未有取吐之能力梔子之性苦寒屈曲下行為清熱之妙品往昔梔子俱係用生者其泄熱之力尤大後世以為生梔能吐此言尤屬荒謬仲景梔子柏皮湯茵陳蒿湯俱用生梔子皆不言吐則可證明梔子之非取吐藥也。至於豆豉一味近代列入解表藥中其性甘平蒸而為豉上行而宣發可調暢胸膈之氣机後世以瓜蒂散中用豆豉遂以為豆豉可吐，殊不知瓜蒂之取吐，其作用全在瓜蒂，另有一物瓜蒂散單用一物瓜蒂即能取吐，可以明矣。仍用豆豉之義，以豆豉之性上行，可以宣發氣機，以助之作吐也。且梔子豉湯條下嘔加生薑之明文具在，一以取吐，一以止吐，則服此湯欲其吐耶，抑不欲其吐耶？仲景豈有此自相矛盾之文字哉？梔子豉湯之非吐劑，可以明矣。

其次，更言梔子豉湯證，傷寒七十七條云：發汗吐下後，虛煩不得眠，若劇者必反覆顛倒，心中懊憹，梔子豉湯主之。細玩語氣，乃傷寒經汗吐下後，邪去正傷，陰氣不足，故有

藥物

虚煩懊憹之現象煩字而冠一虛字則可知此煩乃邪去正虛之煩非轉陽明之煩躁矣蓋傷寒之邪在表者汗之在裏者下之大高者因而越之可用吐法今仲景言發汗吐下後虛煩不得眠不或經吐或經汗或經下後邪去陰傷乃與梔子豉湯也梔子豉湯以心中虛煩為主症故梔子豉湯加減諸條皆言心煩方用梔子以清熱養陰陰足則煩可去更以豆豉以作降胸膈之氣使胸膈之懊憹呈痛可除也由是觀以梔子豉湯症亦並無取吐之必要者也蓋吐之法必上焦有痰水食滯等有形之積方可行之若

梔子豉湯症仲景既申言由於汗吐下後之病而又申之以虛煩不得眠顯見其非實邪之病也寧有取吐之理耶故吾以為梔子豉非涌吐之劑也

白及（別名）連及草　紫蘭根　朱蘭　白根

科屬　蘭科

產地　江蘇　河南　陝西　甘肅　貴州等處

形態　多年生草本高一二尺葉長闊約一寸餘廣披針形有平行脈多縱紋春夏之交自葉心抽莖高尺餘開花五六枚花有花被不整齊紅紫色或白色果實為蒴根似菱共有

三角黃白色呈扁螺狀

性味　苦平

成分　本品含有粘液蛋白質砂糖灰分等

主治　癰疽惡瘡敗疽傷陰死肌胃中邪氣賊風鬼擊痱緩不收（本經）

除白癬疥蟲結熱不消陰下痿面上皯皰令人肌滑（甄權）

止驚邪血邪血痢癇疾風痹赤眼癥結溫熱瘧疾發背瘰癧腸風痔瘻撲損刀箭湯火瘡生肌止痛（大明）

止肺血（東垣）

七言四

白芨苦辛平且澀，復益損肺吐紅需，能治湯火同皸裂，奸皰癰瘡總可敷（程曦）

近世應用　斂肺　生肌　止血

藥用之部　根

用量　八分——五錢

修採　七月採根晒乾切用或研末用

畏反　畏李核杏仁　反烏頭

忌證　（一）外感寒熱傷風咳嗆者　（二）急慢性氣管炎

學說彙錄　蘇恭曰山野人患手足皸裂者嚼以塗之有效以其性粘也

洪邁夷堅志曰台州獄吏憫一大囚因感之因言吾七次犯罪遭訊拷肺皆多傷至于吐血人傳一方只用白芨為末米飲日服其效如神後其囚凌遲劊者剖其胸見肺間竅穴數十處皆白芨填補色猶不變也洪貫之聞其說赴任洋洲一卒忽苦咯血甚危用此救之一日即愈

沈仲圭云曾閱某醫誌有中西醫相通一則略謂余於辛亥夏有杭返里忽患咯血傾盆厥君素知醫即以白芨數兩煎汁治之尋愈今年春以感冒咯痰久又引起舊疾趨浙江病院求治錢崇潤先生令服白阿膠和食鹽水一劑

亦愈故白阿膠之性頗能促血之液凝結使不致再有破綻而中醫治法之白芨其汁中亦含膠汁此其所以有同效歟——本品性苦平入肺經有補肺逐瘀生新之功凡吐血咯血腸風金瘡皆可用之聖惠摘元云吐血水內浮者肺血也沈者肝血也半沈半浮者心血也各隨所見以羊肺肝心蘸白芨末日日服之最佳據此可見白芨之治吐血昔賢早已實驗而筆之於籍冊矣而近世醫工反鮮採用坐令特效方藥湮沒不彰豈不惜哉

蔣玉伯曰白芨性味和平富於粘液能滋養血脈聯合氣

胞組織故有止吐生肌補肺損壞之功哉
葉稿見示云——本品治肺癰（肺膿腫肺壞疽之簡稱）其證
狀咳嗽多痰污穢之膿血雜出者時連腐敗之肺組織而
出咳嗽頻頻口中乾燥胸膺之痛不一定但以白芨三——
五錢煎汁或磨細粉內服連續以進頗有效——但本品
富含多量之粘液為治瘡止血藥其應用於瘡毒諸瘍能促
肉芽之發生且止疼痛而廣用為止血劑可代白阿膠治
瘀癬惡瘡敗疽死肌有殺蟲解毒去腐生肌其粘液塗面
上能消皸裂令膚滑澤緻其去惡生肌止血解毒殺蟲諸

作用則本品對於肺癰吐血均能奏特效者自有至理存於其間蓋非貪天然之功以為己功者之比也

處方舉例

內消散　治癰疽發背對口疔瘡乳花百種無名腫毒一切惡瘡此藥能令內消化毒為黑水從小便而出

金銀花　知母　貝母　天花粉　白芨　半夏　穿山甲

乳香　皂角刺　右水酒各半煎服

獨聖散　治多年咳嗽肺痿咯血紅痰

白芨　右一味為末臥糯米湯下

諸血復虛怯方　治吐衄咳啞等證失血既多虛羸皆倦

精神怯弱

人參　黃耆　炙草　白芨　百合　熟地黃　生地黃

當歸　牡丹皮　阿膠　鹿角　右十一味作一劑用藕

節五個水煎臨卧時入童便一盞藕節二枚候溫徐徐緩服

治肺痿肺癰咳嗽吐

茯苓　百合　米仁　白芨　貝母　右共為末每服三錢

白湯調下

附述

綜合所述本品之功用有三(一)止血(二)止痛(三)療瘡毒但

為明瞭藥效起見茲分條述之

（一）止血

凡肺傷咯血吐血喘嗽鼻衄有特效試驗之下知其言之有據也蓋因本品含有一種之植物膠也于止血之外又能減少咳痰其奏效之理由當與鹽化鈣白阿膠同以其能增加體液之濃度而防止滲漏故能減少咳嗽以其能使血液之凝固力增強故能治咳血——此物之能止血者殆因其富含粘液足以增進血液凝固之力量確與白阿膠之功用相同且國產白芨略帶苦味適於腸胃可以常服白阿膠甘膩太過有妨腸胃不宜常服是其缺點恩堅志載一囚凌遲後劊者剖其胸見肺間竅穴數

十處皆白芨填補色猶不變非確說也蓋白芨能催促病灶石灰化創者以已經石灰化之病灶誤認為白芨之填補耳

(二)「止痛」(本經言胃中邪氣賊風鬼擊)(大明治風痺止痛)蓋因胃腸炎有脘腹疼痛之象徵與本經治胃中邪氣同意但措辭不同然本品含有黏液澱粉等質功能和緩腸胃平滑肌之痙攣且能包攝該部炎證與潰瘍之瘡面是以治脘腹疼痛而有效也至其治筋骨疼痛所以有效者以其能賴黏液等質緩和週身之神經對於遊走性之神經痺

痛如本經所謂賊風鬼擊用此則神經得以緩和而疼痛自止第其治筋骨疼痛之功遠不及治脘腹疼痛之速效此無他一則痛灶在腸胃立起作用一則痛灶在筋骨最難奏功此所以同是止痛而奏效迥不相侔然創傷之所苦痛不外乎疼痛與出血而已此藥有包攝和緩之偉效則包攝其痛灶即可止其血緩和其創口即可止其痛且其性又能使血液凝固宜其治創傷出血疼痛有特效也

(四)「癰疽惡瘡」本經治癰疽惡瘡敗疽傷陰死肌則歸除白癬疥蟲蓋癰疽皆由榮氣不從逆於肉裏所生敗疽傷陰死肌

皆熱壅血瘀所致本藥能入血分以減熱結逐瘀則諸證靡不瘳矣凡諸損傷刀傷瘡瘍火瘡打跌骨折本品研爲細末與油類合塗布患處而言之其瘡腫在內者如肺癰胃癰腸癰之類則宜內服若瘡瘍在外者則宜外敷得黃絹封皮能補腸損張山雷本草正義云本經及別錄所主者皆以外敷及摻藥言之至瘀熱火盛及邪熱爍灼之吐血宜以降火化瘀清熱爲主本藥性膩而粘滯不宜早用又凡筋骨疼痛不屬於遊走性之神經痺痛而屬固定性之關節痺痛宜用溫通活血之藥者又脘腹之屬於寒凝食滯者亦並忌用是又不可不知也

莆田國医専科学校講義

藥物

（五册）

1945

民國三十四年五月重訂

石膏（別名）　玉靈片　細理石　白虎　冰石

原礦物　硫酸鹽類

形態　為屬於單斜系之礦石其結晶隨產地而異且因夾雜物之多少而異其色彩有為白色之纖維狀薄片狀或結晶狀之塊者有帶紅黃褐綠青黑各色者其光澤亦有真珠絹絲玻璃諸狀薄片者質透明入水微溶解灼之則失結晶水而成白色無臭之粉末

產地　各國均產之每與山鹽相諧或存於礬土層中或產於火山近我國產於山西之汾縣湖北之應城及浙江雲南

等省

性味　辛、微寒、

成分　主要之成分為硫酸加爾叟謨此外則夾雜珪酸礬土養化鐵等

生理作用　內服後至腸則與炭酸燐酸脂肪酸等結合而敷布於粘膜面能制止腸分泌吸收後能旺盛心臟之擴張與收縮

主治　中風寒熱心下逆氣驚喘口乾舌焦不能息腹中堅痛除邪鬼產乳金瘡（本經）

除時氣頭痛身熱三焦大熱皮膚熱腸胃中結氣解肌發

汗止消渴煩逆腹脹暴氣咽熱亦可作浴湯（別錄）

治天行熱狂頭風旋下乳揩齒益齒（甄權）

止陽明經頭痛發熱惡寒日晡潮熱大渴引飲中暑潮熱

腹痛（元素）

藥理作用

有減骨骼筋與興奮性之作用故用於痙攣症痙攣質緊張過度等病有效有減少血管之透過性而消散炎症之作用故用於紫斑病黑吐病各種炎症等麻疹濕疹等病有促進血液凝固之作用故用於局部為止血劑或用於內服

[illegible]

近世應用　清胃火　解肌表

用量　四錢——兩許

品考　本品有軟硬二種軟者上品也別錄曰細理白澤者良雷斆曰其色瑩淨如水精（晶）李時珍曰白者潔淨細文短蜜（密）如束針為則曰採石藥之道下底為佳以其久而能化也採石膏於上頭者。狀如米糕於其下底者瑩淨如水精（晶）此其上品也（藥徵）

修治　用之之法唯打碎之已近世火煆之此以其性為寒故也臆測之為焉余則不取焉——東洞

相使惡畏學說彙錄

雞子為之使　惡莽草巴豆　畏鐵

成無己曰風陽邪也寒陰邪也風喜傷陽寒喜傷陰營衛陰陽為風寒所傷則非輕劑所能獨散必須輕重之劑同散之乃得陰陽之邪俱去營衛之氣俱和是大青龍湯以石膏為使石膏乃重劑而又專達肌表也又熱淫所勝佐以苦甘知母石膏之苦甘以散熱

張元素曰陽明（石膏湯）大寒之藥善治本經頭痛牙痛止消渴中暑潮熱然能寒胃令人不食非腹有極熱者不宜輕用又（為）陽明經燥熱日晡潮熱肌肉壯熱小便濁赤大渴引飲自

汗苦頭痛之藥仲景用白虎湯是也若無以上諸證慎勿服之

張石頑曰古人以石膏葛根並為解利陽明經藥蓋石膏性寒葛根性溫（此温字甚不妥當查逢源葛根條下亦云性平此處忽著一温令讀者滋疑皆古人失檢處勿泥可也葛根無論有汗無汗均可用之功用詎則散寒亦散風葛根與麻黃同用乃是散寒耳）不可辨葛根乃陽明經解肌散熱之藥石膏為陽明經辛涼解熱之藥專治熱病暍病大渴引飲自汗頭痛溺澀便秘蘊浮面腫之熱證

鄒澍曰心下有水氣肺脹欬上氣而喘脈浮皆小龍湯證

也多一煩躁則為小青龍加石膏湯證數之以大青龍湯之不汗出而煩躁白虎湯之大煩渴不解竹皮大丸之中虛煩亂是石膏為煩設矣但傷寒金匱用石膏者十一方此纔得其四其不煩而用者何多也夫陰氣偏少陽氣暴勝外有所挾內有所虧或聚於胃或犯於心乃為煩煩之由來不一本非石膏所主化其暴勝陽解其在胃之聚非治煩也越婢加半夏湯候曰肺脹欬而上氣其人喘目如脫狀小青龍加石膏湯候曰肺脹欬而上氣煩躁而喘木防己湯候曰膈間支飲其人喘滿心下痞堅麻杏石甘湯

候曰汗出而喘無大熱是石膏者為喘而設歟夫喘者有虚有實虚者無論實者必邪聚於氣軒舉不降然邪又有不同茲四端者皆熱甚於中氣被迫於上則石膏所主乃化其在中之熱氣自得下非治喘也然則石膏氣寒而形津潤本經以主口乾舌焦不能息宜乎必治渴矣乃傷寒金匱兩書用石膏方並不言渴越婢湯治風水並證明不渴白虎湯之治渴者必加人參其不加人參證者亦並不言渴豈石膏之治熱必熱而不渴者乃恰當乎是可知石膏止能治六淫所化之熱矣故仲景用石膏者十一方同

麻黄用者六同大黄用者一同防己用者一同桂枝白薇用者一方同人参用者僅二方而一方可同可不同惟竹葉石膏湯卻必與參同用是石膏之治熱乃或因風鼓蕩而生之熱或因水因飲蒸激而生之熱或因寒所化之熱原與陰虛生熱者無干其本經所謂口乾舌焦乃心下逆氣驚喘之餘波故下更著不能息爲句蓋心下既有逆氣而過驚驚甚則其口張不翕焉得不乾不焦然又當驗其能息與不能息則口尚有翕時乾與焦亦有間時矣他如竹葉石膏湯之欲吐竹皮大丸之嘔逆皆適與石膏相值

亦可知為熱致虛因虛氣逆解熱氣自平氣平嘔吐自止
非石膏能治嘔治吐矣雖本經之腹中堅痛别錄之腸胃
結氣及腹脹似熱散漫矣夫熱邪既盛内外相連久延不
解焉能不與氣結故暫時散漫繼遂脹滿而堅痛然曰腹
中堅痛曰結氣腹脹明其尚未與滓穢相結猶可以石膏
解也若不待解肌發汗而汗自出腹中滿痛小便自利則
其熱已與渣滓摶聚非承氣不為功石膏又烏能為
李時珍曰古今録驗方治諸蒸病有五蒸湯亦是白虎加
人參茯苓地黄葛根因病而加减又外臺秘要治骨蒸勞

熱久嗽用石膏（文如束針者）一斤粉甘草一兩細研如麪日以水調三四服言其無毒有大益乃養命上藥不可忽其賤而疑其寒名醫別錄言睦州揚士丞女病骨蒸內熱外寒衆醫不瘥處州吳醫用此方而體遂涼愚謂此必壯肺胃火盛能食而病者言也若衰暮及氣血虛胃弱者恐非所宜實濟林訓導年五十病瘵嗽發熱或令單服石膏藥至一斤許遂不能食而欬益頻病益甚遂至不起此蓋用藥者之瞀瞀也石膏河渠點

周伯度曰其性主橫溢之熱邪此正石膏解肌之所以然

乃別錄於石膏則以解肌發汗連稱豈以仲景嘗用於發汗耶不知石膏治傷寒陽明之自汗不治太陽病之無是則石膏解肌所以止汗非所以發汗也

吉益東洞曰主治煩渴也旁治讝語煩躁身熱又曰名醫別錄言石膏性大寒自後醫者怖之遂至於置而不用焉仲景氏舉白虎湯之證曰無大熱越婢湯之證亦云而二方主用石膏然則仲景氏之用藥不以其性之寒熱也可以見矣余也篤信而好古於是乎為渴家而無熱者投以石膏之劑病已而未見其害也方炎日之時有患大渴引

食而渴不止者則使其服石膏末煩渴頓止而不見其害也石膏之治渴而不足懼也斯可已知已後世以石膏為峻藥而怖之太甚是不學之過也仲景氏之用石膏其量每多於他藥半斤至一斤此蓋以其氣味之薄故也余治青山侯臣蜂大夫之病其證平素毒著脊上七椎至十一椎痛不可忍發則胸膈煩悶而渴甚則冒而不省人事有年數矣一日大發眾醫以為大虛為作獨蔘湯貼二錢日三服六日未知也醫皆已為必死於是家人召余診之脈絕如死狀但診其胸微覺有煩悶狀乃作石膏黃連甘草

湯與之一劑之重三十五錢以水一盞六分煮取六分頓服自昏至曉令三劑盡通計一百有五錢及曉其證猶夢而頓覺次日余辭而歸京師病客曰一旦決別吾則不堪請與君行朝夕於左右遂俱歸京師爲用石膏如故居又八十許日而告瘳石膏之非峻藥而不可怖也可以見焉爾

岡田昌春氏曰石膏非用大量不奏效何則以其性不强也故白虎竹葉石膏及此外有石膏之方其量均以他藥爲遠多故云石膏無效者其說太過不敢任用石膏者其說不及楚固失矣齊亦未爲得也

張錫純曰：石膏之質中含硫養，是以涼而散，有透表解肌之力。外感有實熱者，放胆用之，直勝金丹。神農本經謂其微寒，則性非大寒可知；且謂其宜於產乳，其性尤純良可知。醫者多誤認為大寒而煅之，則宣散之性變為收斂，以治外感有實熱者，竟將其痰火斂住，凝結不散，至一兩即足傷人，是變金丹為鴆毒也。迨至誤用煅石膏僨事，流俗之見，不知其咎在煅不在石膏，轉謂石膏煅之其猛烈猶足傷人，而不煅者更可知矣。於是一唱百和，遂視石膏為畏途，即有放胆用之者，亦不過七八錢而止。夫石膏之質甚[illegible]

瘍外卷二　　八

甚重亦八錢不過一大撮耳以微寒之藥欲用一大撮撲滅寒温燎原之熱又何能有大效是以愚用生石膏以治外感實熱輕證亦必至兩許若實熱熾盛又恒用至四五兩或亦八兩或單用或與他藥同用必煎湯三四茶杯分四五次徐徐温飲下熱退不必盡劑如此多煎徐服者欲免病家之疑懼且欲其藥力常在上焦中焦而寒凉不至下侵致滑瀉也或問石膏生用治病既如此效驗丁仲祜譯西人之説謂石膏不堪入藥者何也答曰西人工作恒硫養鈣並用為工作之料迨工作之餘即可得若干石膏

而以之作藥分毫無效此西人之初謂論石膏不堪入藥也後西人改用天產石膏知其效驗非常遂將石膏列於石灰基中是故燐養石灰鹿角茸也炭養石灰牡蠣也硫養石灰石膏也西人可謂善改過矣吾中醫界同人何犹多信西人未定之初論乎

章次公曰石膏能制止腸分泌故用於腸加答兒及異常酸醱酵別錄謂其主腸中結氣腹脹暴氣者職是故也煅石羔近世多用於瘍科佐生肌收斂藥用若內服取其清涼解熱則多為生用石膏之於溫病固是解熱要藥是否

可應用於濕温證尚是一問題宗人太炎先生以活人書撰用蒼朮白虎湯後世治濕温者宗之曾有非難之詞曰夫蒼朮之燥與白虎之潤用正相反自非渴欲引飲無用白虎之理若果渴欲引飲則是濕已去而熱猶在也但用白虎已足安用蒼朮之蛇足乎識欲濕温兼治仲景自有梔子厚樸湯近觀濕温之候至四五日無有不患胸滿者則梔子正為對證而白虎非病勢傳變不用也愚遵先生之教治濕温症廢棄蒼朮與石膏並用之法但此方沿用已久在濕温症具有權威究合學理與否是在同人將來

醫案示例

之驗證矣

吳鞠通曰何叟年六十二歲手足拘攣誤服桂附人參熟地等補陽之品以致面赤脈洪數小便閉身重不能轉側手不能上至鬢足蜷曲絲毫不能轉側移動細詢病情因縱飲食肉而然所謂濕熱不攘大筋軟短小筋弛長軟短為拘弛長為痿者也與極苦通小腸淡滲利膀胱之方用生石膏八兩飛滑石一兩茯苓皮六錢桑枝防己各五錢晚蠶沙龍胆草各四錢穿山甲胡黃連洋蘆薈杏仁地龍各三錢白通草二錢煮三盌分三次服日盡一劑至七日

藥物學

後小便紅黑而濁半月後手漸動足漸伸一月後下床扶倚棹能行四十日後走至簷前不能下階又半月始下階三月後能行四十步後因瘥欲用理脾肺之藥收功

張錫純云長子蔭潮七歲時感冒風寒四五日間身大熱舌苔黃而帶黑孺子苦服藥強與之即嘔吐不止遂單用生石膏兩許煎取清湯分三次溫飲下病稍愈又煎生石膏二兩亦徐徐飲下如前病遂全愈夫以七歲孺子約一晝夜間共用生石膏六兩病愈後飲食有加毫無寒中之弊則石膏果大寒乎抑微寒乎此係愚初次重用石膏也

故第一次止用一兩且分三次服服下猶未確知石膏之性也世之不敢重用石膏者何妨若愚之試驗加多以盡石膏之能力乎

傷寒定例汗吐下後用白虎湯者加人參湯者用白虎湯亦加人參而愚臨症時經驗以來知其人或年過五旬或壯年在勞心勞力之餘或其人素有內傷或稟賦羸弱即不在汗吐下後與渴者用白虎湯時亦皆宜加人參曾治邑城西傅家庄傅壽朋年二十身體素弱偶覺氣分不舒醫者用三稜延胡等藥破之自覺短氣遂停藥不敢服隔

兩日忽發喘逆筋惕肉動精神恍惚脈數至六至浮分搖
搖按之若無肌膚甚熱上半身時出熱汗自言心為熱迫
甚覺怔忡其舌上微有白苔中心似黃統觀此病情狀雖
陡發於一日其受外感已非一日蓋其氣分不舒時即受
外感之時特其初不自覺耳為其怔忡太甚不暇取藥急
用生雞子黃四枚溫開水調和再將其碗置開水盆中候
溫服之喘遂止怔忡亦見愈繼投以大劑白虎加人參湯
方中生石膏用三兩人參用六錢更以生懷山藥代方中
粳米煎湯一大盌仍調入生雞子黃三枚徐徐溫飲下盡

劑而愈

外感痰喘宜投以金匱小青龍加石膏湯若其外感之熱已入陽明之府而小青龍中之麻桂薑辛諸藥實不宜用曾治奉天同善堂中孤兒院劉小四年八歲孟秋患瘟病醫治十餘日病益加劇表裏大熱喘息迫促脈象洪數重按有力知猶可治問其大便兩日未行投以大劑白虎湯重用生石膏二兩半用生淮山藥一兩以代方中粳米且為其喘息迫促肺中伏邪又加薄荷葉一錢半以清之俾煎湯兩蒸盃作兩次溫飲下一劑病愈强半又服一劑全愈

廣　句　[illegible]

瀋陽縣尹吳靄亭夫人年過五旬於戊午季秋得溫病甚劇先延東醫治療所服不知何藥外用冰囊以解其熱數日熱益甚精神昏昏似睡大聲呼之亦無知覺其脈洪實指搏俾將冰囊撤去用生石膏細末四兩粳米八錢煎取清汁四茶杯約於六句鐘將藥服盡豁然頓醒靄亭喜甚命其公子良佐從愚學醫

奉天陸軍參謀長趙海珊之姪年六歲腦後生瘡漫腫作疼繼而頭面皆腫若赤遊丹毒繼而作抽掣日甚一日寢至周身僵直目不能合亦不能瞬氣息若斷若續呻吟全

無其家人以為無藥可治待時而已閱兩晝夜形狀如故試灌以勺水似猶知下咽因轉念或猶可治而彼處醫者又皆從前延請而屢次服藥無效者也其祖父素信愚因其向患下部及兩腿皆腫曾為治愈其父受溫病甚險亦舁至院中治愈遂亦舁之來院求為診治其脈洪數而實肌膚發熱知其夾雜溫病陽明腑證已具勢雖垂危猶可挽回遂用生石膏細末四兩以蒸汽水煎湯兩茶杯徐徐溫灌之周十二時劑盡脈轉和緩微能作聲又用阿斯匹林瓦半仍以蒸汽水所煎石膏湯分五次送下限一日夜

服完服至末二次皆周身微見汗其精神稍明了肢體能微動先是已八日不食且不大便至此可少進茶湯大便亦通下矣繼用生山藥細末煮作稀粥調以白蔗糖送服阿斯匹林三分瓦之一日兩次若見有熱又間飲汽水所煮石膏湯又以蜜調黄連末少加薄荷冰敷其腫處生肌散敷瘡口破處調養數日病勢減退可以能言其左邊手足仍不能動試略爲屈伸則疼不能忍細驗之關節處皆微腫按之覺疼知其關節之間因外感之熱而生炎也遂又用鮮茅根煎濃湯調以白蔗糖送服阿斯匹林半瓦日

兩次俾服藥後周身微似有汗亦間有不汗出之時令其關節中之炎熱徐徐隨發表之藥透出又佐以健補脾胃之藥俾其多進飲食如此旬餘左手足不能運動關節能屈伸以後飲食復常停藥不服靜養半月行動如常矣此證共用石膏三斤阿斯匹林三十瓦始能完全治愈愚用阿斯匹林治熱性關節腫疼者多矣為此證最險者故詳記之

滑石（別名）　石鹼　活石　白玉粉　白仲拿

形態

多數為纖維狀塊狀粒狀或葉狀間有為斜方柱狀結晶

藥物學

體者無色者少多為青白黃勻或綠或銀灰諸色有脂肪狀或真珠狀光澤質柔軟種類頗多由其色澤形狀及品質等而別為蠟石温石凍石鹼石等

產地　我國河北之唐縣完縣曲陽縣安徽之廬江四川之仁壽山東之掖縣浙江之青田昌化日本之石見越前越中阿波備前上野等處

性味　甘淡

成分　其主成分為含水硅酸鎂此外含有少許雜物

主治　身熱泄澼女子乳難癃閉利小便（本經）

通津液去留結（別錄）
燥濕分實大腸石淋為要藥（震亨）
療黃疸水腫吐血衄血金瘡血出諸瘡腫毒（時珍）

近世應用
滌暑 利尿

修治
取淨滑石碎研為粉以丹皮同煮一伏時去丹皮以水淘過曬乾用

用量
三錢——四錢

禁忌
氣虛者勿服

學說彙錄
鄒澍曰滑石之運化上下開通津液除垢存新端借病勢

雜學

之身熱為藥力之助若身不熱者恐未必能奏績矣要之滑石非治身熱也以身熱而神其用耳故為煩為渴皆可以當熱滑石非止泄瀉也水氣因小便利自不入大腸耳明乎此而推廣之蓋其用有不止於是數端者矣。

張石頑曰詳本經主治皆清熱利竅之義河間益元散通治表裏上下諸熱解時氣則以蔥豉湯下暑傷氣則以本方加辰砂末一分使熱從手足太陽而泄也

吉益東洞曰主治小便不利也旁治渴也又曰余嘗治淋家痛不可忍而渴者用滑石礬甘散其痛立息屢試屢效

不可不知也

張錫純曰本品色白味淡質滑而軟性涼而散本經謂其主身熱者以其微有解肌之力也謂其主癃閉者以其饒有淡滲之力也且滑者善通，散然故又主女子乳難滑而能散故又主胃中積聚因熱小便不利者滑石最為要藥若寒溫外感諸證上焦燥熱下焦滑瀉無度最為危險之候可用滑石與生山藥各兩許煎湯服之則上能清熱下能止瀉莫不隨手奏效又外感之熱已退而陰虧脈數不能自復者可於大滋真陰藥中（若熟地黄生淮山北枸杞之類）

少加滑石則外感餘熱不至為滋陰之藥逗留仍可從小便瀉出則其病必易愈若與甘草為末服之善治受暑及熱痢故河間以天水散為治暑之聖藥然最宜於南方暑證因南方暑多挾濕滑石能清熱兼能利濕又少加甘草以和中補氣是以用之最宜若北方暑證不必兼濕甚或有兼燥若當變通其方滑石生石膏各半與甘草配製方為適宜若與赭石為末服之善治因熱吐血衄血若其人蘊有濕熱周身漫腫以致腹脹小便不利可用滑石與土狗研為散服之小便通利腫脹自消至內傷陰虛作熱宜

用六味地黄以滋陰者亦可以加滑石以代苓澤則退熱較速蓋滑石雖為石類而其質甚軟無論湯劑丸散皆與脾胃相宜故可加於六味湯中以代苓澤其滲濕之力原可如苓澤行熟地之滯泥而其性凉於苓澤故又善佐滋陰之品以退熱也。

章次公曰本藥利小便兼能止渴故熱性病而小便不利者滑石為常用之品濕温證濕熱內蘊處方從滲清宣方能入彀本品滲濕而不傷陰泄熱而無礙乎濕故亦常用

赤石脂（附高嶺土）

形態　石之風化者作赤褐色之塊狀易破碎

產地　河南江蘇山東等處

性味　甘平（一作甘酸辛大溫）

成分　內含炭養鋏

主治　腹痛腸澼下痢赤白女子崩中漏下（別錄）

厚腸胃除水濕收脫肛（時珍）

（高巖玄）古名白堊一名白善土

主治　澀腸止痢（甄權）

治鼻洪吐血痔瘻洩精（大明）

修治　杵碎研粉新汲水飛過用

用量　三錢——兩許

學說彙錄　李東垣曰赤石脂之用有二（1）固腸胃有收斂之能（2）下胎衣無推蕩之峻

王好古曰濇可固脫石脂為收斂之劑

張石頑曰赤石脂功專止血固下仲景桃花湯治下利便膿血者取石脂之重濇入下焦血分而固澀乾姜之辛溫佐石脂而固腸胃也療腹痛腸澼等疾以其開泄無度日久不止故取濇以固之也

藥性　　十八

續藥徵曰主治水毒下利故兼治便膿血又曰赤石脂配乾薑則治腹痛下利無腹痛則不配乾薑

張志聰傷寒宗印云石脂色如桃花故名桃花湯或曰即桃花石　成氏云澀可固脫澀以固腸胃辛以散之乾姜之辛以散裏寒粳米之甘以補正氣　吳儀洛傷寒分經云服時又必加末方寸匕留滯以固腸胃也

陸淵雷云桃花湯既治痢疾亦治傷寒其證候為虛寒而帶血多滑脫失禁必裏急後重蓋傳染性赤痢亦是急性熱性病亦屬傷寒範圍故其虛寒者亦得稱少陰而傷寒

之寒利滑脫帶血者亦得稱膿血也利至滑脫則所下者非復鄙蔓多膠黏之物故謂之膿此即後人所謂腸垢乃黏液及腸黏膜之上皮細胞等混合而成亦有下真膿者作穢褐色惡臭如魚腥刺鼻所謂壞疽性糞便是也——觀傷寒論諸家用法皆不過曰下利便膿血似不知有傷寒腸出血者惟肘後揭出傷寒葛仙翁自是不凡蓋腸出血本屬罕見之證華夏人病傷寒者多便難不若歐西人之多下利國醫之治法又諄諄戒下早不若西醫之動輒通便故華夏人患腸出血者尤少遂致腸出血之治方無人

藥物學

十九

討索近人叢西醫者以腸出血必在傷寒之第二第三星期適當陽明之候因疑大論無下法不適於腸窒扶斯不知大論汗下諸法視證候不視日期陽明下證與腸出血之火陰證陰陽迥別無庸葸葸過慮也西醫治腸出血藥物則阿片以制止腸蠕動副腎精以止血看護則絕對靜臥且令絕食其法雖拙然欲令腸部安靜意固不誤也|桃花湯之治腸窒扶斯腸出血愚早有此理想庚午之秋得實驗而效蓋腸窒扶斯病人患腸出血者以西醫所統計不過百之四乃至百之八本不多見故自來治傷寒者

慕之 張愫也

皆不論列而桃花湯之一部效用為之湮没不彰可慨也
腸出血多見於腸窒扶斯之第二第三星期正值陽明時
期腸將出血則突變為少陰證顏面失色四肢厥冷脈數
疾而弱羅此者多不救甚則血未及排出而死亦有絕無
外證猝然而死死後解剖始知其死於腸出血者愚所治
係三十餘歲婦人先服單方鐵方等不愈往診時腹微痛
下瀉糞及粘液雜以鮮紅血星舌苔非常垢膩脈非常沈
數手足厥冷胸腹有白色小水泡細視始見殆俗所謂白
痦歟與桃花湯加附子阿膠增乾姜至三錢兩服血止調

藥物學

治十日杖而後起此病雖無細菌診斷以證明其爲腸窒扶斯然詢其經過證候全是市醫所謂濕温證知是腸窒扶斯無疑腸出血少見故附記於此愚之臆測腸得寒藥則蠕動盛得温藥則蠕動減乾姜之温所以制止腸蠕動石脂不但止血本草亦言氣味大温則有制止腸蠕動之効以此二味治腸出血誰曰不宜雖實驗僅一次自謂非倖中專非貪天之功

章次公曰赤石脂之止澀功效單著故脾虛洞泄與下利便膿血本品爲必用之藥然痢症用本品有必當遵守之

條件凡二(1)痢症初起裏急後重者不可用所謂痢症初起與止法(2)腸膜糜爛破潰所下之血色鮮紅或便膿膿色晦暗其人脈細神倦怠者可用　總之無論泄瀉痢疾當其初起時期本品在所當禁

白壟土之論説　時珍曰：白土處處有之，用燒白瓷器坯者。

博醫會報云：巴爾幹戰事時，有一醫生不用鹽水注射，而用高嶺土以治虎列拉（霍亂）成效卓著，其死亡率竟自百分之四十五減至百分之二，其法先以高嶺土一百瓦，和水二百五十瓦，用時以同量之水與高嶺土相混和，每小時，或半小時冷飲一杯，其初十二小時飲不滿六杯，患者嘔吐即止，其後十二小時，可視病者之情狀而進，大都病起時，即加以治療者，二十四小時即能全愈，所當注意者，即於十八小時除清水外，決不能與患者飲食也。民七年九月間，閩省虎疫猖獗，美赤十字會，用高嶺土以治療之，頗著效驗，其成績如下，

四十人已無知覺無脈時，統以鹽水注射，四十人較上稍輕，統以高嶺土治之，其結果用鹽水者死十三人，用高嶺土者僅一人。

二十一

禹餘糧（別名） 白餘糧 自然穀

形態 岩石之屬，為黃褐色不正形之固塊礦物，大一寸至三寸許，外殼厚一二分，常膠附于褐鐵礦上，中有空處，內含赭褐之粘土，勻細清潔，相傳大禹戰勝而棄餘糧化而為石，故有此稱。

產地 浙江之會稽

性味 甘澀（一作甘寒）

成分 養化鐵

主治 欬逆煩滿，下赤白，血閉，癥瘕，大熱（本經）

葉小沙學

二十二

療小腹痛結瘕疾、（別錄）

主崩中（甄權）

催生、固大腸。（時珍）

近世應用　清熱、固下、止血。

用量　五錢——一兩

相使　牡丹皮

修治　凡用研細水淘，取汁澄之，勿令有沙土也。

品考　別錄曰，禹餘糧生於東海池澤及山島中，太一餘糧生太山山谷。

蘇恭曰太一餘糧及禹餘糧乃一物而以精粗為名爾其殼若瓷方圓不定初在殼中未凝結猶是黃水名石中黃水久凝乃有數色或青或白或黃或赤年多變赤因赤漸變紫及赤色者俱名太一其諸色通謂餘糧今太山不見採得而會稽王屋澤潞州諸山皆有之矣

時珍曰按別錄言餘糧生東海池澤太乙餘糧生太山山谷石中黃出餘糧處有之乃殼中未成餘糧黃濁水也據此是三者一物也生于池澤者為禹餘糧生于山谷者為太乙餘糧其中水黃濁者為石中黃水其凝結如粉者為

餘糧凝乾如水者，為石中黃，其說本明，而注者臆度，反致義晦。晉宋以來，不分山谷池澤所產，通呼為太乙餘糧，而蘇恭復以紫赤色為太乙，諸色為餘糧，皆由未加詳究本文也。

續藥徵曰：宋校傷寒論赤石脂禹餘糧湯方曰太乙禹餘糧，此方宜用禹餘糧也，太乙二字後人妄添，說詳諸家本草。安東伊三次郎氏著「礦物界之現象」一書，其中對於鳴石與餘禹糧分別記載，記鳴石之成因云：「鳴石初於沼澤內，以土塊為中心，其周圍有泥鐵礦沉澱凝固成為皮殼，經滄桑之變由水而陸及漸乾燥其內部之粘土漸失水性減少容積變成小塊即為鳴石其泥鐵礦多一部或全部變成褐鐵礦又記禹餘糧為大小不一之圓石片及礫粒由褐鐵礦膠粘成為皮殼內有空房含有粘土者即岩石之一種其成因與上述鳴石相似所含之粘土昔時郎用作傷藥為人所重蓋此粘土其質細淨用作止血劑頗有效也

學說彙錄

成無己曰重可去怯禹餘糧之重為鎮固之劑

張石頑曰本品味甘故治欬逆寒熱煩滿之病其性濇故

主赤白帶下前後諸病仲景治傷寒下利不止心下痞鞕利在下焦赤石脂禹餘糧丸主之取重以鎮逆濇以固脱泄也

柯韻伯曰……然大腸之不固仍責在胃關門之不緊仍責在脾此二味皆土之精所結能實胃而澀腸蓋急以治下焦之標者實以培中宮之本也要之此證是土虛而非火虛故不宜於薑附若水不利而濕甚復利不止者則又當利其小便矣凡下焦虛脱者以二物為本參湯調服甚效

陸淵雷曰本草有禹糧餘又有太一餘糧各為一種而治效略同玉函成本方中亦無太一二字蓋用禹餘糧為是

蔣玉伯曰禹餘糧得土之味厚含鐵礦之精其味甘其質重其性濇其成分為養化鐵故能除熱燥濕補血止血益脾胃澀大腸

代赭石（別名） 血師　須丸　鐵朱　血石

形態

為塊狀或纖維狀鑛石質硬碎之則成赤褐色粉末有一種表面作疣瘤狀者謂之丁頭代赭作結晶體者謂之輝鐵鑛半結晶者謂之赤鐵鑛

產地　山西代縣（日本產者有美濃尾張佐渡等處）

性味　苦寒（一作甘平）

成分　由養化鐵及粘土而成

主治　鬼疰賊風腹中毒邪氣女子赤沃漏下（本經）
帶下百病產難胞不出血痢大人小兒驚氣（別錄）
健脾止反胃吐血鼻衄腸風痔瘻瀉痢脫精遺溺夜多小
兒驚癇疳疾金瘡長肉（大明）

近世應用　平肝火　鎮氣逆

修治　煅赤用醋淬三次　研水飛用

用量 三錢——六錢

禁忌 畏天雄附子 乾薑為之使

學說彙錄 王好古曰怯則氣浮重所以鎮之代赭石之重以鎮虛逆故張仲景治傷寒汗吐下後心下痞鞕噫氣不除者旋覆代赭石湯主之。

張石頑曰本品入肝與心包絡二經血分。本經治賊風蠱毒赤沃漏下取其能收斂血氣也。仲景旋覆赭石湯取重以降逆氣滌痰涎也。觀本經所治皆屬實邪即赤沃漏下亦是心肝二經瘀滯之患。其治難產胞衣不下及大人小

藥物學

兒驚氣入腹，取重以鎮之也。

李時珍曰：代赭石乃肝與包絡二經血分藥也，故所主皆二經血分之病。昔有小兒瀉後眼上，三日不乳，目黃如金，氣將絕。有一名醫曰：此慢驚也，宜治肝。用水飛代赭石末，每服五分，冬瓜仁湯下。

張錫純曰：本品色赤，性微涼，能生血兼能涼血，而其質重墜，又善鎮逆氣，降痰涎，止嘔吐，通燥結，用之得當，能建奇功。其原質為鐵養化合而成，其結體雖堅而層層如鐵銹，生研服之，不傷腸胃，即服其稍粗之末，亦與腸胃無損，且生服則養氣純全。大能暴、血、故本經謂其赤沃漏下。日華謂其治月經不止也。若煅用之，即無斯效。煅之復以醋淬之。尤非所宜。且性甚和平。雖降逆氣而不傷正氣、通燥結而毫無開破、原無需乎煅也。其形為薄片疊疊而成。一面點點作乳形。一面點點作凹形者。方堪入藥。

醫案示例

喻嘉言治一人膈氣。粒食不入。始吐清水。次吐綠水。次吐黑水。次吐臭水。呼吸將絶。一晝夜先服理中湯六劑。不令其絶。來早轉方。一劑而安。金匱有云。噫氣不除者。旋覆代赭石湯主之。吾於此病、分別用之者有二道。一者以黑水

二八七

為胃底之水此水且出則胃中之津久已不存不敢用半夏以燥其胃也一者以將絕之氣止存一系以赭石墜之恐其立斷必先以理中分理陰陽使氣易於降下然後代赭得以建奇奏勳乃用旋覆花一味調代赭石末二匙與之纔入口即覺其轉入丹田但困倦之極服補藥二十劑將息二月而愈

張錫純曰傷寒下早成結胸瘟疫未下亦成結胸所謂結胸者乃外感之邪與胸中痰涎互相凝結滯塞氣道幾難呼吸也仲景有大陷胸湯丸原為治此證良方然因二方

中皆有甘遂，醫者不敢輕用，病家亦不敢輕服，一且利氣理痰之藥，又皆無效。故恒坐束手無策。愚向治此等證，俾用新炒蔞仁四兩。搗碎煮湯服之。恒能奏效。後擬得一方，用蔞仁、赭石各二兩。蘇子六錢。用之代大陷胸湯丸。屢試皆能奏效。若其結在胃口。心下滿悶。按之作疼者。係小陷胸湯證。又可將方中分量減半。以代小陷胸湯。其功效較小陷胸湯尤捷。自擬此方以來。救人多矣。至寒溫之證。已傳陽明之府。卻無大熱。惟上焦痰涎壅塞。下焦大便不通者。亦可投以此方。上清其痰。下通其便。誠一舉而得其便也。

藥料 雜證

王孟英治周光遠素患噫氣，凡體稍不適，其病立至，既響
且多，勢不可遏。戊子冬發之最甚，苦不可言。孟英曰：此陽
氣式微，而濁陰上逆也。先服溫中湯一劑，隨以旋覆代赭
湯投之，遂愈。嗣後每發，如法服之，輒效。後來發亦極輕，今
已不甚發矣。

杭城溫元帥例於五月十六日出巡遣疫。有魏氏女，家
住橫河橋之北，會過其門，將及天曉，適有帶髮頭陀由門
前趨過，驟見之，大為驚駭，注目視之，知為僧也，遂亦釋然。
至次日，即不知饑，眩暈便秘，醫謂神虛，投補數帖，反致時

欲昏厥更醫作中風治勢益甚旬日後孟英持其脈弦伏而滑胸腹無脹悶之苦旬餘不更衣是驚則氣亂挾痰逆升。正仲聖所謂諸厥應下者。應下其痰與氣也。以旋赭梔連雪羹楝貝金箔竹瀝蘆汁為方。二劑厥止旬日而痊

紫石英

形態　為屬於六角系稜柱狀結晶之礦石。色紫或青紫或略帶灰色。惟色之深淺頗不一定。質透明有玻璃光澤。諸酸類俱不能溶解之。

產地　廣東之陽山羅定及太山山谷皆產之。

藥物學　六一九

性味　甘溫、

成分　其成分為無水珪酸。

主治　心腹欬逆上氣、補不足、女子風寒在子宮、絕孕十年無子、（本經）

療上氣、心腹痛、寒熱、邪氣結氣、補心氣不足、定驚悸、安魂魄、填下焦、止消渴、除胃中久寒、散癰腫、令人悅澤、（別錄）

養肺氣、治驚癇、蝕膿、（甄權）

近世應用　溫營　鎮心　補肝

用量　錢半——三錢

禁忌 畏附子　惡黃連

學說彙錄 甄權曰。虛而驚悸不安者。宜加用之。

李時珍曰。本品心肝二經血分藥也。上能鎮心。重以去怯也。下能益肝。澀以去枯也。心生血。肝藏血。其性煖而補。故心神不安。肝血不足。及女子血海虛寒。不孕者。宜之。

蔣玉伯曰。紫石英甘溫而體重。甘能和中。溫能散寒。重能降氣。又含鐵質與錳。能補血降氣。故同茯苓人參芎藭療心中結氣及一切心藏病。均有效。

醫案示例 夏閒牙行倪懷周之室。新產數日。泄瀉自汗。嘔吐不納。專

醫外學　二十八

科謂杞三禁不敢肩任孟英診脈虛微欲絕證極可虞宜
急補之遲不及矣用東洋參耆朮龍牡酒炒白芍桑枝木
瓜扁豆茯神橘皮紫石英黑大豆投之四劑漸以向安予
謂新產後用參耆大補而又當盛夏之時非有真知灼見
者不能也誠以天下之病千變萬化原無一定之治奈耳
食之徒惟知執死方、以治活病豈非造孽無窮亦何苦人
人皆欲為醫而自取罪戾耶！
更聞顧聽泉邀孟英、視其所親屠綠堂之恙孟英曰陰生
可慮果於夏至前五日而卒屠之五令郎患痰嗽者數年

近因悲哀病作，徐某見其嗽甚則吐也，投以參朮之劑，病益劇。閏七月十七夜，繼室忽夜夢云：汝病須延孟英診視，服温養藥可愈。寤而異之，即延過診。孟英曰：此陰虛勞嗽，嗽久而衝氣不納則嘔吐，非胃寒也。經言勞者温之，所温養之謂，非可以温補施之者。病者見案，更爲驚嘆，始以父夢告之。孟英爲之肅然，方用西洋參、熟地、蓯蓉、二冬、茯苓、龜板、牡蠣、紫石英、萎蕤、枇杷葉、橘皮，服之果安。予謂凡事皆可以感天地、格鬼神，况醫爲性命之學耶？即此一案，可知孟英之手眼通天，非幸獲虛名所能仰望也。

鍾乳粉（別名）留公乳、鵝管石、虛中、蘆石

形態　本品為白色或灰白之冰柱狀礦石。長短不一。其橫斷破碎面有自中心向外作放線狀之條理。透明質重有時中空

產地　廣東之乳源縣美國之孟姑斯洞澳州之亞台培克屈日本之武藏洞

性味　甘溫。

成分　炭酸加爾叟謨

主治　欬逆上氣、明目益精、安五藏、利九竅、下乳汁（本經）益氣、補虛損、療腳弱疼冷、下焦傷竭、強陰。（別錄）

主泄精寒嗽壯元氣益陽事（甄權）

補髓治消渴（青霞子）

品考

鍾乳石因其生成之狀態自昔即有種種名稱別之如左

石鍾乳　生石洞中仰想石脈涌出處則有乳床白如玉雪石液融結成者其乳床下垂如倒數峯小山峯端漸銳且長如冰柱柱端輕薄中空如鵝翎乳水滴瀝不已且滴且凝此乳最精者以竹管仰承取之尤輕明如雲石有爪甲者為勝

孔公孽　一名孔公石次於鍾乳狀如牛羊角中有孔附

垂於石。如木之有萌蘖

殷蘖　一名薑石。生於石上。如木之蘖。亦盤結如薑。此即孔公蘖之根也。但似附石生而粗者為殷蘖。接殷蘖而生。由漸空竅者為孔公蘖。接孔公蘖而生者為鐘乳。蓋殷蘖如人之乳根。孔公蘖如乳房。鐘乳如乳頭也。

石牀　一名乳牀。或稱逆石。亦作石筍。生石鐘乳掌中。鐘乳水滴下凝結而生。儼如竹筍。久則漸與上乳相接為柱。

石花　一名乳花。亦生鐘乳掌中。乳滴石上。散如霜雪。日久積成如花者是也。

土殷蘖　一名土乳即鐘乳石之生於山崖土中者南方名山多有之人亦掘為石山以供玩賞。不知其為土鐘乳也

近世應用　治勞嗽　壯元陽

修治　甘草湯洗淨。研為細粉水飛用。

用量　一錢——五錢

禁忌　蛇床為之使。　畏紫石英　惡參朮羊血蔥蒜胡荽

學說彙錄　張杲醫說載武帥當世賢多侍妾。常餌泌母鐘乳。日夜煎煉以濟其欲。其妾父苦寒泄不嗜食。求丹十粒服之。即覺臍腹如火。少焉熱狂投井中。救出遍身發紫泡數日而死

龔牧 閱　三十二

而世賢服餌千計，了無病惱，異哉。
沈括《筆談》載夏英公性豪侈，而稟賦異於人，纔睡即身冷
而僵，一如死者。常服仙茅、鐘乳、硫磺，莫知紀極。每晨以鐘乳
粉入粥食之。有小吏竊食，遂發疽死。此與終身服附子無
恙者同一例也。
張隱菴曰：石鐘乳乃石之津液融結而成，氣味甘溫，主滋
中焦之汁，上輸于肺，故治欬逆上氣。中焦取汁，奉心化赤
而為血，故明目。流溢于中而為精，故益精。精氣盛則五藏
和，故安五藏。血氣盛則百節和，故通百節。津液輸于空竅，

則九竅自利，滋于經脈，則乳汁自下。

李時珍曰：石鍾乳乃陽明經氣分藥也。其氣慓疾，令陽氣暴充，飲食倍進，而形體壯盛。昧者得此自慶，益肆淫泆，精氣暗損，石氣獨存，孤陽愈熾。久之營衛不從，發為癰疽，變為淋渴，是果乳石之過耶？抑人之自取耶？凡人陽明氣衰，用此合諸藥以救其衰，疾平則止。五穀、五肉，久嗜不已，猶有偏絕之弊，况藥石乎！

朴硝　芒硝　元明粉

形態　為無色透明棱柱狀結晶體，

朴硝

産地　四川及河北

性味　苦寒

成分　本品即化學上之硫酸鈉

生理作用　在胃中略能刺激胃壁神經，使膽汁稍增，由胃而進于腸，則刺激腸粘膜，令腸腺之分泌增多，并促進其蠕動。腸内固有之液分而又不使吸收。且半數在腸胃自動分解，而成硫化水素。此物又能刺激腸粘膜，至釀屁氣，而與大便同時排出。

朴硝　治百病，除寒熱邪氣，逐五臟積聚，結固留癖。（本經）

共十六

胃中食飲熱結、破留血、閉絶、停痰痞滿、推陳致新

(别錄)

腸脹、大小便不通、女子月候不通(甄權)

通泄五藏百病及癥結、天行熱疾、頭痛、消腫排膿

(大明)

芒硝

五藏積聚、久熱胃閉、除邪氣、破留血、腹中痰實結搏、通經脈、利大小便、及月水、破五淋、推陳致新(别錄)

下瘰癧、黄疸病、時疾壅熱、能散惡血、墮胎、傅漆瘡、

(甄權)

藥物

新藥學　　三十五

玄明粉　心熱煩躁、並五藏宿滯癥結、（甄權）

明目、退膈上虛熱、消腫毒、（大明）

藥理作用　用量過少、則反為腸吸收、奏利尿之作用、且能增盛肝門脈系之血行、而亢進組織之流滙、改善肝臟之營養。

近世應用　瀉熱、潤燥、軟堅、通便。

品考及製法　生於鹽鹵之地、煎煉入盆凝結、在下粗朴者、為朴硝、在上有芒者、為芒硝、有牙者、為馬牙硝——本綱

本品其再三以蘿蔔煎煉、至去鹹味、為甜硝、置風日中吹去水氣、則輕如白粉、為風化硝、同甘草煎過、鼎罐升煆、則

為玄明粉——疏證

用量　小量錢半。中量二錢—三錢。　大量四五錢

禁忌　石葦為之使　畏山稜　大黃為使　胃虛無實熱者禁用　併忌苦參（車平偏方）

學說彙錄　成無已曰：「內經云鹹味下泄為陰」。又曰：「鹹者軟之，熱淫於內，治以鹹寒。」氣堅者以鹹軟之，氣熱者以寒消之，故仲景大陷胸湯、大承氣湯、調胃承氣湯皆用芒硝以軟堅去實熱，結不至堅者，不可用也。

張元素曰：芒硝其用有三：去實熱一也，滌宿垢二也，破堅積熱塊三也。孕婦惟三四月及七八月不可用，餘皆無妨。

劉澍曰芒硝豈能治渴己椒藶黄丸偏加之以治渴芒硝安能止利小茈胡湯偏加之以止利是也蓋津液與癖固結遂不得上潮為渴去其固癖正使津液流行積聚結於中水液流於旁為下利去其積聚正所以止其下利耳

森微曰主耎堅也故能治心下痞堅心下石堅小腹急結結胸燥屎大便鞕而旁治宿食腹滿小腹腫痞等諸般難解之毒也

依曰本藥乃方芒硝為主要之鹽類下劑凡慢性便秘因心肝腎病而發之水腫腦充血漿液性膜炎之宜於下泄

者皆用之——化學實驗新本草

章次公曰芒硝為鹽類性瀉劑此種瀉劑不發腹痛故通常便秘畏大黃之烈者頗宜芒硝　常人雖有便秘數日至數週而不感痛苦者然因便秘而誘發各種證者亦所恒有故遇頭痛頭暈胃中壓悶者如詢得便秘已久則以芒硝一下即愈蓋此等證狀由宿便之化學刺激所致宿便既去則一切證狀自然瓦解　別錄謂芒硝利大小便事實上以量之芒硝不致瀉下反因吸收而利尿故能治心肝腎病而發之水腫又淋病之初起者因芒硝利尿而

藥物學　第十

尿量多得收功劑之效吾鄉某醫者恒以芒硝治淋病小有其效實亦利尿作用也

一少年女子得瘋疾癲狂甚劇屢次用藥皆未能瀉下後為設法單用朴硝當鹽加於菜蔬中服之病人不知月餘全愈用總其方載於衷中參西錄。後法庫門生萬澤東亦治一少女瘋狂強灌以藥竟將碗咬破仍未灌下遂用朴硝和鮮萊菔作湯令病人食之數日全愈

奉天清丈局科員劉敷陳年四十餘得結症飲食行至下脘復轉而吐出無論服何藥亦如此且其處時時切疼上

參茶示例

下不通者已旬日矣俾用朴硝六兩與鮮萊菔同煮至萊菔爛熟撈出又添生者再煮換至六七次要用萊菔七八斤將朴硝鹹味提之將盡餘濃汁四茶杯每次溫飲一杯兩點鐘一次飲至三次其結已開大便通下其女公子時患痢疾俾飲其餘痢疾亦愈

奉天財政廳科長于允恭夫人年近五旬因心熱生痰痰火瘀滯煩躁不眠五心潮熱其脈象洪實遂用朴硝和炒熟麥麵為丸三錢重每丸約有朴硝一錢早晚各服一丸半月全愈蓋人多思慮則心熱氣結其津液亦恒隨

氣結於心下總心火灼煉而為熱痰朴硝鹹而且寒原為心經對宮之藥其鹹也屬水力能勝火而又寒能勝熱且其性善消又能開結故以治心熱有痰者最宜也至於心同參麴為丸者以參為心穀心臟有病以朴硝瀉之即以參麴補之補破相濟為用則藥性歸於和平而後可久服也。

大承氣湯（傷寒）治傷寒十餘日吐下後不解晡時發潮熱獨語如見鬼狀尋衣摸床有燥屎也此下之

表方示例

大黃　川樸　枳實　芒硝

小承氣湯（傷寒）治汗多發熱不惡寒或小便數而大便

鞕者與此湯微和胃氣

大黄　厚樸　枳實

調胃承氣湯（傷寒）　治胃氣不和不惡寒但熱腹微滿而

煩者與此湯

大黄　芒硝　甘草

大陷胸湯　治表未解而醫反下之胃虛而陽氣內陷心

下有鞕若上燥渴有潮熱心下至少腹痛不可近

大黄　芒硝　甘遂

大陷胸丸　治病發於陽而反下之熱入因作結胸病發

於陰而反下之因作痞所以成結胸以下之太早故也

大黄　葶藶　芒硝　杏仁

絳雪丸（聖濟）治傷寒發狂

芒硝　辰砂

右為末粟米飯為丸如彈子大每服一二丸砂糖冷水化服

朴硝散　治五淋

朴硝　海金砂　皂角　燒存性　各等分為細末糖井花水調下

吹喉散(局方)治三焦大熱口舌生瘡咽喉腫塞神思昏悶並能治之

朴硝 蒲黃 青黛 右為末每半錢溫服

聖濟方 治鼻衄不止

玄明粉二錢 水化服

慈石(別名) 玄石 處石 指南石 吸鐵石

形態

本品或如粒或成塊其成晶形者為八面體或斜方十二面體黑鐵色不透明有金屬光澤質緻密而脆條痕現黑色具吸鐵之特性諸酸類俱能溶解之

藥物學　四十

產地　我國產於山東之銅山縣湖南之慈利縣日本則產於陸中越後飛彈美濃等處

性味　辛寒「權曰鹹　大明曰甘濇平　藏器曰溫」云寒誤矣

成分　百分中含六十九分之第二酸化鐵與三十一分之第一酸化鐵化學上謂之酸化亞酸化鐵

主治　周痺風濕腰節中痛不可持物除大熱煩滿及耳聾（本經）養腎臟強骨氣益精除煩通關節消癰腫鼠瘻頸核小兒驚癇（別錄）補男子腎虛風虛身強腰中不利加而用之（甄權）

近世應用 明目聰耳止瘡金血（時珍）

補腎 潛陽 納氣

用量 五錢——八錢

修治 火煅醋淬、研末水飛用

相使與惡畏 柴胡為之使 惡丹皮 畏黄石脂

學說彙錄 寇宗奭曰、養腎氣、填精髓、腎虚耳聾目昏者皆用之

陳藏器曰重可去怯、磁石鐵粉之類是也

蔣玉伯曰本品質重而性辛寒、能散風除濕、降火鎮怯、合磁鐵之精、能補腎明目、益精強骨

藥物誌 〇八七

形態：

丹砂（別名）　辰砂　硃砂

本品有天產與人造兩種其產於辰州者名辰州砂多出蠻洞錦州界狤獠洞老鴉井井深廣數十丈先聚薪於井焚之其青石壁迸裂處即有小龕龕中自有白石牀其石如玉牀上乃生砂小者如箭鏃大者如芙蓉光明可鑑（本草衍義）以人工製煉而成者先將硫磺入磁鍋鎔化漸以水銀入攪調俟留若火氣上蒸將發起如腫形立即去火而蓋密之免其着火候冷研末入洪釜加文火將硫磺餘燄散去再入陽城罐升煉即成纖維狀板狀或塊狀也

・艷紅

產地　廣東　貴州　四川　湖南

主治　養精神安魂魄益氣明目殺精魅邪惡鬼（本經）

通血脈止煩滿消渴（別錄）

鎮心主尸疰抽風（甄權）

治驚癎解胎毒痘毒驅邪瘧能發汗（時珍）

近世應用　鎮痙　寧神

用量　二分至一錢

修治　水飛用

禁忌　火　食鹽　醋

學說彙錄　李杲曰：丹砂純陰，納浮溜之火而安神明，凡心熱者非此不能除。

李時珍曰：丹砂同遠志、龍骨之類則養心氣，同丹參、當歸之類則養心血，同枸杞、地黃之類則養腎，同厚朴、川椒之類則養脾，同南星、川烏之類則祛風，可以明目，可以安胎，可以解毒，可以發汗，隨佐使而見功，無所往而不可。

夏子益《奇疾方》云：凡人自覺本形作兩人，並行並臥，不辨真假者，離魂病也。用人參、茯苓、辰砂濃煎，日飲，真者氣爽

假者他也

鄒潤安曰。凡藥所以致生氣於病中。化病氣為生氣者也。凡用藥取其稟賦之偏。以救人陰陽之偏勝也。是故藥物之性。未有不偏者也。

徐洄溪曰。藥之用。或取其氣。或取其味。或取其色。或取其形。或取其質。或取其性情。或取其所生之時。或取其所成之地。愚謂丹砂則取其質與氣與色為用者也。質之剛為陽。內含汞則陰。氣之寒是陰。色純赤則陽。故其義為陽抱陰。陰承陽。稟自先天。不假作為。人之有生以前。兩精相搏。

義精題六　四十三

即有神。神依於精，乃有氣。有氣而後有生。有生而後知識具，以成其魂，鑒別，以成其魄。凡精氣失其所養，則魂魄遂不安。欲養之安之，則捨陰陽莫相抱持，密相承接之妙歟。又奚取乎。然謂主身體五臟百病。養精神，安魂魄，益氣明目何也。夫固以氣非溫煦生生之具。故僅能於身體五臟百病中，養精神，安魂魄，益氣明目耳。若身體五臟百病中，其不必著精神。安魂魄，益氣明目者，則不必用予秘也。血脈不通者，水火不繼續也。煩滿消渴者，火中之水失滋潤也。中惡腹痛，陰陽不相保抱，邪得乘間以入。毒氣齊瘻諸瘡。陽不畜陰。而反灼陰。惟得藥之陽抱陰、陰涵陽者治之。斯陽不為陰賊。陰不為陽累。諸疾均可已矣。

石硫磺（別名） 黄牙 黄英 陽侯 將軍

種類 非金屬原素之一

形態 天產者、為透明之結晶。多在火山附近。純者、多由天產硫磺中提取。為黄色之固體。製時初成結晶粉末。稱硫磺花。後為溶體。聚之型中。鑄成塊形。是為桿狀硫磺。性烈易燃。廢之生臭。製造硫酸、橡皮、火柴者。多以此為原料。

產地 我國之廣東、南海、福建、臺灣、意大利、日本、英美諸國、亦均產之。

性味　酸、温、有毒、

成分　本品含有砒、鐵、信石、雄黄等

生理作用　在胃中全不能與胃酸起變化、入腸而成硫化氫、遂刺激腸之粘膜、誘起强烈之蠕動、使雷鳴而下利、遂與大便混和而排出……

主治　婦人陰蝕疽痔惡血、堅筋骨、除頭禿（本經）。療心腹積聚、邪氣、冷痛在脇、欬逆上氣、脚冷疼弱無力（别錄）。下氣、治腰腎久冷、除冷氣、頑痺、寒熱、生用治疥癬、煉服主虛損泄精（甄權）

壯陽道補筋骨勞損（大明）
長肌膚益氣力、老人風秘（李珣）
虛寒久痢滑泄霍亂命門不足陽氣暴絶小兒慢驚（時珍）

近世應用 內服 暖脾腎 緩瀉 外用 治疥癬、陰瘡

修治 入丸散用須以蘿蔔剜空入硫磺在內合定稻糠火煨熟去其臭氣以紫背浮萍同煮過消其火毒以皂莢湯淘之去其黑漿或打碎用絹袋盛無灰酒煮

用量 五厘——五分

禁忌 細辛 朴硝

學識彙集

吳才虎 口十五

蒐泉翁曰：今人治下元虛冷，元氣將絕，久患寒泄，脾胃虛弱，垂命欲盡，服之無不效。中病當便已，不可盡劑。洪邁《夷堅志》云：唐與正亦知醫，能以意治疾。吳巡檢病不得溲，卧則微通，立則不能涓滴，遍用通利藥不效。唐問其平日自製黑錫丹常服，因悟曰：此必結砂時硫飛去，鉛不死，鉛砂入膀胱，卧則偏重，猶可溲，立則正塞水道，故不通。取金液丹三百粒，分為十服，煎瞿麥湯下。鉛得硫氣則化，累累水道下，病遂愈。硫之化鉛，載在經方，苟無通變，豈能臻妙。

李時珍曰硫磺稟純陽之精含大熱之性能補命門真火不足且其性雖熱而疎利大腸又與燥濇者不同蓋亦救危妙藥也

丁福保曰吾國古醫書均以硫磺爲有毒且大毒用爲壯陽藥皆因硫磺內含有信石所致若純硫磺則無毒可爲輕瀉藥

葉橘泉曰本品爲殺蟲改血治皮膚之特效藥如疥癬之病係一種寄生蟲名疥癬蟲寄生於皮膚間且常喜寄生於指側肘腕膝等之關節部遂發生水泡狀蕾疹狀膿

皰狀之疹，奇癢不堪，夜間卧蓐後身體温煖，癢尤特甚。用天然石硫磺，磨細粉，猪脂調匀，塗患部，翌日洗净，再塗擦，再洗，殊有效。如病久住人之房屋，感有細菌微生物病毒沾染，則可緊閉門窗，焚燒本品于其中，可作消毒之用。蓋本品被燒，則化為硫養酸三氣也。

處方示例

半硫丸（三因方）治老人虛秘、冷秘及痃癖冷氣。

半夏二兩　硫磺二兩

右為末，生薑自然汁煮糊丸，温酒下五十丸。

還陽湯（神巧萬全）治水瀉不止，腹臟久冷，不思飲食。

硫磺一兩　白礬三兩火煆枯

右為末，以粳米飲和勻，如綠豆大，每服十丸，以粥飲下。

大黄龍丸（和劑）治中暑身熱頭痛，狀如脾寒，或煩渴嘔吐昏悶不食。

硫磺　硝石各一兩　白礬　雄黄　滑石各五錢　白麵四兩

共研末，入麵和勻，滴水丸梧子大，每服三十丸，新井水下。喻嘉言曰：有中暍昏死，灌之立甦。

二氣散（錢氏）治小兒吐瀉，不拘冷熱，驚吐反胃，一切吐

集　物　人下　　　　四十七

利諸治不愈者。

硫磺五錢 水銀二錢半研不見星 每服一字至五分，生姜水調下，其吐立止。或同炒結砂為丸。

妙神散（坦仙皆效方）治一切惡瘡。

硫磺二兩 蕎麥粉二兩 為末，並水和捏作小餅，日乾收之。臨用細研，新汲水調敷之。痛者不痛，不痛者即痛，而愈。

金液丹 治陰極發躁，厥冷脈伏，爪甲唇青，水腫，脈伏，小便不通，陰結畏寒，大便秘。

明淨硫磺五兩 研細，水飛，入陽城罐內，水調赤石脂末。

鹽泥封口、遍身滲固、候乾、三足釘釘於地、將罐放釘上、慢火燒養七晝夜、再加猛火閑炭十觔為度、候冷取出研細、每末一兩、用蒸餅一兩打糊為丸、如梧子大、每服二三十丸、溫白湯送下、陰癥冷甚者服百丸、

食鹽

形態　鹽有精粗之別。故性狀亦從而各異。其形或為骰子形結晶體、或為結晶形之細末、其色則或純白、或灰白、味鹹、有時稍帶苦味、在空氣中或不變化、或攝收水份潮濕溶解、水亦易溶。惟雜有不潔物。則往往遺留器底。

產地及品考 本品分為三種「海鹽」於濱海之地，以海水灌注鹽田，曝乾而成，如直隸之長蘆，江蘇之兩淮，及山東浙江福建廣東。「池鹽」由天然低窪之地，以日光之熱，自結鹽花，如山西陝西甘肅；「井鹽」於有滷源之地，鑿井或於天然鹹水之井，汲水煮成，如四川雲南等處。

性味 甘鹹寒。

成分 主成分為綠化鈉，此外尚含有加里苦土石灰等之鹽化物及夾雜硫酸鹽類等。

生理作用 內服以量，能催進胃液之分泌，而助消化之不足。入腸後能激腸之蠕動又能令其粘膜之分泌增加以迫大便之排出且同時又能促進蛋白質之吸收由胃腸游離而入腎臟能激腎臟之粘膜使利尿之功用增加外用微有凝固血液之能

主治

胃腸結熱喘逆胸中痛令人吐（本經）

傷寒寒熱吐胸中痰癖止心腹卒痛殺鬼蠱邪疰毒氣下部䘌瘡堅肌骨（別錄）

去皮膚風毒調和臟腑消宿物令人壯健（藏器）

解毒凉血潤燥定痛止癢吐一切時氣風熱痰飲關格諸

病（時珍）

修治　以水化澄清却滓用之或用精鹽亦佳

用量　若作「補劑」每服一分至一錢一分「破血」每服一分至一錢「瀉劑」每服二錢三分至四錢五分「吐劑」每服五錢一一兩一錢加水半斤冲服

使藥　漏蘆為之使

畏反　銀粉錫鉛丹密陀僧

學說彙錄　寇宗奭曰「素問云鹹走血」故東方食魚鹽之人多黑色走血之驗可知病喘嗽及水腫者宜全禁之李時珍曰洪範

故曰潤下作鹹素問曰水生鹹此鹽之根也鹹走血血病無多食鹹多食則血脈凝泣而變色從其類也……喘嗽水腫消渴鹽為大忌或引痰吐或泣血脈或助水邪故也

黄錫琨云本品合蘇木光仁麥角陳皮治胃酸缺乏之消化不良同元明粉澤瀉大黄治習慣性便秘佐滑石治創傷

顧文静曰食鹽為慢性便秘之緩下藥及喀血吐血時之止血收斂藥又近時為虚脱時貧血時之興醒藥除上述者外皮膚病可用以洗浴有佳良血行增加皮膚抵抗之效化學實驗新本草——食鹽為改血藥吐藥瀉藥或用

藥物學

以治瘀瘀癧、瘧疾霍亂吐瀉、肺吐血等。蓋人之血肉不可無鹽。無鹽則體弱無神，食之甚多則為破血藥。於瘀癧痛有益。如用鹽水洗浴，或暖或冷，皆能感動皮膚、口於身弱或足軟之人更能益。如以食鹽一大匙，滑化於温水服之，則為便用之吐藥。其功用又能作補劑，行氣驅蟲。外用能治手足扭傷及跌打損傷，法用沸水將食鹽浸至濡而不化，用以之熨患處甚效。用水節射鼻內，治鼻瘍爛臭。又如咽喉之病、用此漱之亦可。又治感冒傷風，法用以化食鹽少許，或漱喉或洗鼻孔均可。又如治蛇咬，則用刀刮去傷口之毒，再以食鹽敷之。

雲母（別名）雲華 雲珠 雲英 雲液

種類 造岩礦 雲母類之一種

形態 為斜方柱狀礦石。常有銳角，對開成金屬一片，雲母斜離之則作有彈力性薄片狀。又有作板狀鱗片狀者。而透明，現玻璃光澤，色有白、黑、黃、紅、綠五種

產地 我國之山東周村、陝西大荔、江蘇丹徒、浙江東陽、江西九江、四川仁壽

性味 甘、平、無毒。

成分 本品含有矽酸、礬土、鉀、鈉、鎂、鐵、氟（少量）水氣等。

三十二

生理作用 入胃後有中和酸液之能，使胃內過多之鹽液化為有用之消化酵素，一部分至小腸始被吸收而入血。血液中得此硅質，白血球之繁殖即行增加，血液之凝固力亦同時加大。能使被結核菌侵腐之四周包圍，減殺其蔓延之能力。而于動脈硬化，有防止之功效。

主治 身皮死肌，中風寒熱，如在車船上，除邪氣，安五臟，益子精，明目（本經）。下氣，堅肌，續絕傷，補中，療五勞七傷，虛損少氣，止渴（別錄）。下痢腸澼，補腎冷（甄權）。

近世應用　内服治肺結核、動脈硬化症。外用瘻膿瘍。

用量　五分至一錢。

修治　焙至黃色為細末。約用以不帶色為佳。

反藥　五倍子　黃連　惡桑肉

學說彙錄　韓保昇曰：雲母屬金，故色白而主肺。

寇宗奭曰：古雖有服煉法，今人服者至少，謹之至也。惟合雲母膏治一切癰毒瘡等。方見《和劑局方》。

唐慎微曰：「明皇雜錄云：開元中，名醫紀朋，觀人顏色談笑知病淺深，不待診脈。」帝召入掖庭，看一宮人，每日昃則笑

[illegible]

歌啼號若狂疾足不能履地朋視之曰此必因飽食而大

促力頓仆於地而然乃飲雲母湯熟寐而失所苦問之乃

言太華公主載誕某當主謳懼聲不能清長因喫㹠蹄羹

飽而歌大曲唱罷覺胸中甚熱戲於砌臺因墜下久而方

甦遂病此也。

明礬（別名） 礬石 涅石 羽澤 羽涅

形態

為無色透明八面形之大結晶或結晶塊質堅硬外面輒

帶有白粉霜味甘而澀水能溶解其水溶液有使蛋白質

及膠質凝結之性。熱則熔化。受大熱則結晶失其水分而

膨脹成輕虛似海棉之塊是為枯礬

產地　我國山西之壽陽山東之益都湖南之瀏陽河南之彰德等處

性味　酸寒

成分　硫酸鉀鋁

主治　寒熱洩痢白沃陰蝕惡瘡目痛堅齒骨（本經）

除固熱在骨髓去鼻中瘜肉（別錄）

除風去熱消痰止渴煖水藏治中風失音（大明）

生含嚥津治急喉痺療鼻衄鼻癰瘰癧疥癬（甄權）

吐下痰涎飲澼，燥濕解毒追涎，止血定痛，蝕惡肉，生好肉，治癰疽疔腫癲癇疸疾（時珍）

近世應用 收濕，解毒。

用量 五厘——三分

相使惡畏 甘草為之使。惡牡蠣，畏麻黄。

學說彙錄 寇宗奭曰：不可多服，損心肺，却水故也。水化書紙上，乾則水不能濡，故知其性却水也。治膈下涎藥多用者，此意耳。李時珍曰：礬石之用有四：吐利風熱之痰涎，取其酸苦涌泄也；治脫肛陰挺瘡瘍，取其酸濇而收也；治痰飲泄痢崩

帶風眼取其收而燥濕也治喉痺癰疽中蟲蛇蟲螫取其解毒也

李迅癰疽方云凡人病癰疽發背不問老少皆宜服蠟礬丸服至一兩以上無不作效最止疼痛不動藏府活人不可勝數用明亮白礬一兩生研以好黄蠟七錢溶化和丸如梧桐子大每服一十丸漸加至二十丸熱水送下如未破內消已破即便合如鬱金名發瘡以白礬酒服即效

白礬初生庈石也經煎煉而成有五色精粗之分其酸斂之性同吐藥則吐同斂藥則斂如稀涎散蠟礬丸之類

藥物卷

總之一切

三、雖金匱治女勞疸消石礬石散一方，能刼除腎邪，然畢竟削伐之品，外治為優耳。……本草便讀

本品為吐藥，又為收斂藥，能斂汗止瀉，治尿變甜、嘔吐痰涎。此藥收斂之性極大，無論身之一處或全體，俱有此性。服之則為胃腑所收，傳入血內。令身內之各津液減少。又能令離身遠處（手足指之類）亦不流血，溺血、吐黑血、欬血等病服之均有益。第其功效大小，初無一定，然亦可減便血之病。又如因鉛中毒而肚疼，服大量亦能有益，或能泄瀉而減鉛毒之害。又如肺、胃或大小腸內、腎等處出血，諸

症每服此藥末一分至二分半每日服四五次倒能療治又如久痢每服此藥末一分用清水調服每四點鐘服一次外科用之能收斂脈管止血治白帶白濁更能作收斂性之漱喉藥洗眼藥與外科藥又可作洗膿瘡藥等……

化學實驗新本草

張壽甫曰仲景治黃疸方甚多有治外感之黃疸者傷寒論治發黃諸方是也有治內傷之黃疸者金匱黃疸門諸方是也其中治女勞疸硝石礬石散方為治女勞疸之的方實可為治內傷黃疸之總方其方硝石（俗名火硝亦名焰硝）礬石

藥物

藥錄　　　　　　　　三十五

等分為散。大麥粥汁和服方寸匕（約重一錢），日三服。病隨大小便去，小便正黄色，大便正黑色，是也。特是方中礬石，釋者皆以白礬當之，不無異議。嘗考本經礬石一名羽涅。爾雅又名涅石。徐氏說文釋涅字，謂黑土在水中，當係染黑之色。礬石既為涅石，亦當為染黑色所需之物，豈非今之皂礬乎。是知皂礬、白礬古人皆名為礬石。而愚臨證體驗以來，知以治黄疸，白礬之功效，誠不如皂礬。蓋黄疸之證，中法謂由脾中蘊蓄濕熱，西法謂由胆汁溢於血中。皂礬退熱燥濕之力不讓白礬，故能去脾中濕熱，而其色綠

而且青礬名綠礬又名青礬能兼入膽經藉其酸收之法以斂胆汁
之妄行。且此物化學家原可用硫強水化鐵而成是知礦
中所產之皂礬亦必多含鐵質尤可藉金鐵之餘氣以鎮
肝膽之本也。硝石性寒能解臟腑之實熱味鹹入血分。又
善解血分之熱。且其性善消遇火即燃又多含養氣人身
之血得養氣則赤。又藉硝石之硝力以消融血中之渣滓。
則血之因胆汁而色變者不難復於正矣。至此證大便難
者。甚多得硝石以軟堅開結瀉熱可從大便而解而其鹹
寒之性善清水臟之熱即亦能使瀉熱自小便解也。至用

一一〇

大麥粥送服者。取其補助脾胃之土、以勝濕、而其甘平之性兼能緩硝礬之猛峻。猶白虎湯中之用粳米也。

醫案示例

戊午仲秋。愚初至遼寧。有北關童子榮文奎。年十三歲。得黃癉證。月餘服藥無效。浸至不能飲食。其脈甚沉細。治以硝石礬石散。以其年稚。一次只服六分。旬日病愈。而面目猶微黃。改用生山藥、生薏米各八錢。茯苓三錢。連服數劑全愈。文奎雖在髫齡。已善書畫。自書對聯懸字。態韶秀。蓋仿王夢樓也。——衷中參西錄卷三

編者按

明礬雖屬石類藥品之一。然價值甚廉。每為世人所忽視

以致功效湮沒不彰殊為可惜編者對於本品功效識有舉不勝舉之嘆近閱時賢湯士彥君述其簡單用法二十則手續不繁功效準確衛生治療醫事常識兩有裨益實有介紹之必要同學諸君宜細玩之不以價值之廉而忽之也

(一)「打水」此法為家常習用者即以明礬研細攪於水中用杵急轉而攪和之則水中一切腐敗不潔物質互相結合而沉澱於缸底使上層之水頓變為清澄之飲料且明礬又能撲滅微生物及防臭故於衛生之理頗相吻

合宜常行之。

（二）「便血」以明礬三厘，白糖半調羹，溫水沖服，日四次。

（三）「腋臭」以明礬末二分，硼砂五分，溫水一百分溶化之，頻洗，或加冰片少許，滑石粉五錢，共為細末，撲腋下。

（四）「足汗」足汗多者，可用明礬二分，溫水一百五十分，洗濯。

（五）「白帶」明礬二分，溫水一百分，用水節射洗陰部，或用印度棉花一小團，外包紗布，紮成一小球，繫以一長線，浸上藥，塞入陰內約五分鐘，取出，日三次。

（六）「鼻血」明礬百分之三，以棉花醮塞鼻孔。

(七)「汗斑」明礬一分滑石粉五十分撲之

(八)「爛瘡」爛瘡久不斂可用煆礬二分溫水八十分洗之

(九)「腫毒」無名腫毒可用明礬末三分雄黃七分對研以菊花汁調塗

(十)「牙血」以明礬水百分之一含漱

(十一)「凍瘃」明礬二分雞蛋白一枚調和日塗

(十二)「赤眼」赤眼紅腫用明礬二分溫水八十分以棉花浸敷外眼胞

(十三)「火丹」火丹瘡患於腰際俗呼蛇纏用煆明礬末一錢五

分大黃末二錢黃柏末二錢蒼朮末一錢煆蛤殼一錢雄黃一錢輕粉一分青黛一分共為細末麻油調敷

(十四)「服毒」服火柴頭鴉片圖畫者急用明礬一錢白糖少許冲服取吐一面並速請醫士救治。

(十五)「創傷」刀傷出血煆礬一分兒茶一分敷能止血

(十六)「痢疾」明礬一分紅糖三錢冲服。

(十七)「頑癬」用明礬末一錢椰酸一錢凡士林八錢調敷。

(十八)「風痰」風痰壅塞可用百分之五明礬水以鵝翎蘸之。

(十九)「喉痛」用明礬一分月石二分冰片三厘青黛三厘研細

頓服

（六）膿疱、各種眼囊疱可用蝦蟆一錢、兒茶一錢、凡士林八錢調和敷之

雄黃（別名） 黃金石 雞冠石

種類 砷礦之斜方系屬。

形態 產於粘土或噴火口近旁、其黃色或橙黃色小板狀結晶

結晶透明者謂之雄精藥用以雄精為佳

產地 四川綿竹縣武都山

性味 苦平寒

藥物學 汪仲洸

成分　含有三硫化砒

生理作用　入胃後能刺激胃粘膜使胃液分泌增加以促進消化機能使食慾加增至腸始漸次被腸壁吸入至血中能令赤血球繁殖迅速血液之循環增高

主治　寒熱鼠瘻惡瘡疽痔死肌殺精物惡鬼邪氣百蟲毒(本經)
療疥癬風邪癲癇蝕瘡一切蟲獸傷(大明)
搜肝氣瀉肝風消涎積(好古)
化腹中瘀血殺勞蟲疳蟲(時珍)

近世應用　燥濕解毒殺蟲

用量　五釐——五分

修治　用米醋入蘿蔔汁煮乾用或研細水飛用。

禁忌　鐵與火。

學說彙錄　抱朴子曰帶雄黃入山林即不畏蛇若蛇中人以少許敷之登時愈吳楚之地暑濕鬱蒸多毒蟲及射工沙虱之類但以雄黃大蒜等分合擣一丸佩之或以中者塗之

唐書云甄立言究習方書為太常丞有尼年六十餘患心腹膨脹身體羸瘦已二年立言診之曰腹內有蟲當是誤食髮而然令餌雄黃須臾吐出一蛇如拇指無目燒之猶[illegible]

藝術錄

有髮氣乃愈

楊億筆記載楊偈以時有瘍生於頰連齒輔車外腫若覆甌內潰出膿血痛楚難忍百療彌年不瘥人令依鄭法燒藥注之（周禮瘍醫療瘍以五毒攻之（鄭康成注云今醫方有五毒之藥作之合黃堥置石膽丹砂雄黃礬石慈石其中燒之三日三夜其烟上着雞羽掃取以注瘡惡肉破骨則盡出也）以頃朽骨連牙潰出遂愈信古方攻病之速也

洪邁夷堅志云虞雍公允文感暑痢連月不瘥忽夢至一處見一人如仙官延之坐壁間有藥方其辭云暑毒在脾

濕氣遶脚，不泄則痢，不痢則瘧，獨煉雄黃，蒸餅和藥，别作治瘧，醫者大錯。公依方用雄黃水飛九度，竹筒盛蒸七次，研末蒸餅和丸如梧子大，每甘草湯下七丸，日三服，果愈。

李時珍曰：雄黃、雌黃同產，但以山陰、山陽受氣不同分别，故服食家重雄黃，取其純陽之精也；雌黃則兼有陰氣故爾。若夫治病，則二黃之功彷彿，大要取其溫中、搜肝、殺蟲、解毒、祛邪焉爾。

蔣王伯曰：雄黃之成分含三硫化砒素，為消毒藥、改血藥，故治惡瘡、殺諸蟲、療疥癬、解蛇毒、化瘀血，以其稟純陽之性，故又能殺精物、惡鬼，然沉降有毒，不宜多服。

消石（別名） 焰硝　火硝　苦硝　地霜

種類　硝礦之一種。

形態　細纖維之透明結晶體，色白如霜，質軟脆。

產地　我國之蒙古、建平、山東、益都、山西、永寧、河南、開封、湖北、咸豐、湖南、永順、四川、眉山、雲南、東川、貴州、貞豐以及東印度、埃及等熱帶地方。他國亦有之。

性味　鹹溫。

成分　硝酸鉀。

生理作用　在胃中能激動胃腺使分泌增加入至腸又能刺激腸粘膜使腸之分泌亦增多能促大便之排出由腸壁而吸入血中能增血液中之鹼性遲緩等進之以藏以減退原有之體溫由血中游離而至腎藏能將腎藏之血使全身之過量水分迅速追向腎藏排出若限量過多則易釀成腸胃炎。

主治　五藏積熱胃脹閉滌去蓄結飲食推陳致新（本經）
破積散堅治腹脹破血下瘰癧（甄權）
含咽治喉閉（大明）

伏暑傷冷霍亂吐利五腫淋疼。女勞黑疸心腸疼痛赤眼牙疼（時珍）

近世應用　破積散堅。水腫石淋。

用量　一分——二錢

製法　熱帶地方因含窒素有機物之腐敗。其窒素為空氣中之酸素所酸化。變為硝酸。我國及日本製硝舊法。以古舊牆壁土。不經雨淋。或取地板下經過數年之土類。以水溶化。候土質類沉降器底。汲取其上面之澄清者。蒸發而使結晶。又從而精製之。遂成硝石。

急症　孕婦忌服。

反藥　苦參、醋、酒、

釋義　李時珍曰消石屬火。味辛帶苦微鹹。而氣大溫。其性上升。水中之火也。故能破積散堅。治諸熱病。升三焦火鬱。調和五臟虛寒。與硫磺同用則配類二氣。均調陰陽。有升降水火之功。治冷熱緩急之病。煅製礞石。則除積滯痰飲。蓋硫磺之性暖而利。其性下行。硝石之性暖而散。其性上行。礞石之性寒而下。消石之性暖而上。一升一降。一陰一陽。此制方之妙也。

蔣玉伯曰：消石，別錄曰辛、大寒；甄權曰苦、大溫。君家聚訟紛紜，莫衷一是。就物理言之，硝石燒之成焰，能作火藥，其性屬火可知。既屬火性，其氣必溫，惟火性上炎，亦主升散，故兼治頭腦諸病。自古用為解熱藥。依日本藥局方，亦為消炎藥。並治諸般水腫。若用硝石一分，溶解於蒸餾水五分，浸白色濾紙，使乾，焚燒成煙，吸入，可治喘息。

凝水石（別名）　白水石　凌水石　寒水石　鹽精石

種類　屬於解石，或云寒水石之一種礦石。

形態　即鹽之精，堅白晶瑩，為白色或透明堅硬之團塊。

產地　河北河間

性味　辛寒無毒

成分　含有結晶性炭酸鈣

主治　身熱腹中積聚邪氣皮中如火燒煩滿。（本經）
除時氣熱甚五臟伏熱胃中熱、止渴、水腫小腹痺（別錄）
解傷寒勞復（甄權）

近世臨床　內服用作解熱藥。外用配合眼藥及外科用

用量　二錢——三錢

修治　生薑自然汁煮乾研粉用，或生用。

藥物學

藥忌　畏地榆

學說集錄　李時珍曰凝水石禀積陰之氣而成其味辛鹹入腎走血。除熱之功用同於諸鹽。

蔣玉伯曰凝水石之成分含有結晶性炭酸鈣走血分清血分之熱生石膏走氣分清氣分之熱不可不辨之。

處方示例　白龍散　治消渴

凝水石　葛根　甘草　各等分

右藥為細末每服二錢濃煎麥門冬湯調下立止。

鵲石散　治傷寒發狂逾墻上屋

凝水石 黃連 各等分 右為細末 每服二錢。

膽礬（別名） 石膽 黑石 畢石 君石

形態 結晶塊狀。色藍而顯綠，味澀。

產地 我國山西蒲州。日本各地銅山岩孔、或洞穴中。均產此品。

性味 酸、濇、辛、寒、有毒。

主治 明目、目痛、金瘡、諸癇、女子陰蝕痛、石淋、寒熱、崩中下血（本經）

治蟲牙、鼻中息肉（大明）

帶下赤白、面黃、女子臟急。（蘇恭）

入風痰藥最快（蘇頌）

近世應用 內服吐麻醉藥 外用為收斂及腐蝕劑

用量 大人量二釐六毫一一分零四毫。小兒量一釐三毫一二釐六毫。

製法 有由天然産出者。有從礬鑛鏹水與銅屑製出者。亦有從銅屑與硫礦煉出。或從銅礦煉出。或從銅鑛之水製出者。

相使 石英為之使。

學說彙錄 李時珍曰。石礬氣寒味酸而辛。入少陽膽經。其性收斂上行能涌吐風熱痰涎。又能殺蟲。故治咽喉口齒瘡毒有奇功也。

蔣玉伯曰，風熱盛於少陽。結為痰涎，汗之氣横而不解，下之涗塞而益甚。惟膽礬氣烈味澀，力能涌吐。去其膠痰結聚。則病自愈。又治喉痺垂死者。用膽礬米醋調灌之，大吐膠痰數升而瘥。屢試無不立驗。據日本藥局方云，於吐劑有最良之效。可少虛脱之虞。且其吐不至太久故也。若用膽礬。平肝，治眼滿黄腫。勝於針砭、不必忌鹽。後亦不發。又可治羊癎風、跳舞風、久瀉、久痢、哮喘、吐血，外用能治頑瘡止血。含漱、可治齦肉、喉爛。中此藥之毒者，須先服雞蛋清。後服鵝虎酒，外用胡麻敷大小腹上。

藥物學　六十六

青礞石

形態　本品有青。白二種。青者堅細青黑。中有白星點。

産地　江蘇安徽四川雲南貴州等省山中皆産之。

性味　鹹平

主治　食積不消。留滯臟腑。宿食癥塊。（嘉祐）積痰驚癇。咳嗽喘急。（時珍）

近世應用　平肝氣　瀉痰熱

用量　三錢——四錢

製法　用坩鍋一個。以礞石打碎四兩。入硝石四兩拌匀。炭火中五斤。鑊定煅至硝盡。其石色如金為度。取出研末。水飛去硝毒曬乾用。

學說彙錄

李時珍曰。本品氣味鹹。其性下行。陰也。沉也。乃陰陰之藥。肝經風木太過。來制脾土。氣不運化。積滯生痰。壅塞上中二焦。變生風熱諸病。故宜此藥重墜。制以硝石。其性疏快。使木平氣下。而痰積通利。諸證自除。湯衡嬰孩寶鑑言。礞石乃治驚利痰之聖藥。吐痰在水上。以石末糁之。痰即隨水而下。則其沉墜之性可知。然止可用之救急。氣弱脾虛者不宜久服。

楊士瀛云。其功能利痰。而性非胃家所好。如慢驚之類。皆宜佐以木香。而王隱君則謂痰為百病。不論虛實寒熱。概用滾痰丸通治百病。豈理也哉！

朱丹溪言。一老人忽病目盲。乃大虛證。一醫與礞石藥服之。夜乃死。此乃盲醫虛虛之過。礞石豈殺人者乎。

蔣玉伯曰。青礞石之主作用。能化痰消積。但性質甚猛。能化痰為水。則其沉墜之性可知矣。

莆田国医专科学校讲义

藥物

（六册）

1945

民國三十四年五月重訂

金（别名）黄牙 太真 女古 黄物

形態 光輝燦爛金黄色之軟性金屬置空氣中毫不變化亦不受諸酸類侵不能溶解

產地 金山 山金 沙金兩種各國皆有之但多少不同日本各地亦有

性味 辛平有毒

主治 鎮精神堅骨髓通利五藏邪氣解熱及解毒（别録）療小兒驚傷五藏風癇失志鎮心安魂魄（甄權）癲癇風熱上氣咳嗽傷寒肺損吐血骨蒸勞極作渴破冷氣除風（青霞子）

時珍曰　金有山金沙金二種其色七青八黃九紫十赤以赤為足色。和銀者性柔試石則色青和銅者性硬試石則有聲洗金以塩路駝驢馬脂皆能柔金金遇鉛則碎生金有毒熟者無之百煉者乃堪入藥有中生金毒者惟鷓鴣肉可解之

寶貨辨疑云馬蹄金象馬蹄難得橄欖金出荆湖嶺南瓜子金大如瓜子葉子金出雲南自然金在大山岩及片岩石之石英脈中往往如絲如線如樹枝如苔草目力幾難辨認是曰山金此等岩石天然崩壞隨流水而入於江河

之中淘汰得之積少成多是曰沙金採集沙金之法就流水中淘沙得金俟其沈澱而後收之精鍊山金之法碎金鑛成粉淘汰如沙金法而後收之

古方藥品考曰　日本產金有數種經鍛鍊者為熟金其色深黄滑澤質不堅者良唯好金及金箔可入藥淡黄色者下品也生金有毒不堪入藥

用量　外用五厘至半錢和蠟膏八錢塗搽腫瘍

禁忌　畏錫　水銀

銀（別名）山凝　白衣　白金　白物　丹精　朱提

形態 有光輝銀白色之金屬置空氣中不變化然置於含有硫化水素之氣中則逐漸變黑

產地 各國皆產之銅鑛及鉛鑛中亦每存有少許永昌寧州等處皆有而以虢州產者為勝

性味 辛平有毒

制法 精鍊銀質之法有數種近時將方鉛鑛黃銅鑛用電氣分解法鍊得其中所含之銀使在爐內一併熔化製或含銀鉛再用灰吹法將鉛酸化復除去之則得純銀或將含銀鉛熔化候冷鉛之結晶較速則反覆除去之迨鉛所存無

多續用灰吹法收取純銀。

主治 安五藏定心神止驚悸除邪氣久服輕身長年（別錄）

定志去驚癇小兒癲疾狂走破冷除風堅骨鎮心（甄權）

品考 本草綱目曰。凡上有鉛者下必有銀銀之氣入夜正白

流散在地各處山中皆有銀有鑛中出者有沙土中鍊出

者大抵與銅相雜人采得以鉛再三煎鍊方成故謂之熟

銀生銀俗稱銀筍銀牙生鑛中狀如硬錫其金坑中所得

乃在土石中滲漏成條若絲髮狀俗呼其為鬚銀極難得生

銀初煎出如縵理投以火銅則成絲文金銅多則成歐銀

藥物 三

用法 銀錯研磨用器物煎用一兩至五兩。

禁忌 畏黃連 甘草 磁石 荷葉 紫蘇子油 皆能柔銀。

今人用銀器飲食遇毒則變黑 中毒死者亦以銀物探試之。

白石英 （別名） 銀華 廣石

形態 有玻璃狀光澤斷面照光純精品無色但中有夾雜物而有色者不少藥用以純精品為上。

產地 日本各處產出甲斐及信濃等等尤多

性味 甘微溫無毒。

主治 消渴陰痿不足欬逆胸膈間有寒益氣除風濕痹久服輕

身長年(本經)
療肺痿下氣利小便通日月光耐寒熱(別錄)
治肺癰吐膿欬逆上氣疸黃(甄權)
實大腸(好古)

藥品鑑別

別錄曰白石英生華陰山谷及太山大如指長二三寸六面如削白澈有光長五六寸者佳其黃端白稜名黃石英赤端白稜名赤石英青端赤稜名青石英黑澤有光名黑石英白石英所在皆有今澤州虢州洛州山中俱出虢州者大徑三四寸今通以澤州者為勝

浮石（別名）海石 水花 羊肚石 海南石 玉腊芝。

形態 爲踈鬆極輕之塊。色有多種，或白或灰白，或帶黃，或青黑。有類似玻璃或絹絲之光澤，質雖堅而甚脆，有無數大小之氣孔，破碎而作貝殼狀，投水中則上浮而不沉，以其多氣孔故也。

性味 鹹平無毒。

成分 出於火山者，與海岸所產者成分雖略有不同，大都含有珪酸礬土石灰苦土，養化鐵，養化錳，鉀，鈉等。

主治 止渴治淋，殺野獸毒。止欬，去目翳。濇金降火，消積塊，化老

痰消瘤瘿結核疝氣下氣消瘡腫（時珍）

修治　洗淨碾細用

用量　二錢至四錢

學說彙錄　震亨曰海石治老痰積塊鹹能軟堅也

時珍曰浮石乃水沫結成色白而體輕其質玲瓏肺之象也氣味鹹寒潤下之用也故入肺除上焦熱痰止欬嗽而軟堅清其上源故又治諸淋

驗方選粹　單方　小兒淋病浮石研末用　痰結不出浮石粉白湯送下　胸腹積塊作痛浮石粉白湯飲下

藥物

處方　海石丸　治痰與食積死（血或）塊

海石　三稜　莪朮　桃仁　紅花　五靈脂　香附子　蚶殼　石鹼

各等分醋糊丸白朮煎湯下

浮石丸、治婦女經閉及血塊等

浮石　大黃　桃仁　三稜　莪朮　等分為末糊丸

石淋散　治砂石淋奇方

浮石　阿膠各一錢　木通　甘草　各五分水煎服

續骨散　治跌打身痛

浮石　麥粉　甘草　等分為細末鷄子白塗

爐甘石（別名） 爐眼石 爐山生

產地 日本產於岐阜縣吉城郡等處

形態 為白色長方形或六面形鑛石但多作玻璃狀或真珠狀有光之骰子形塊形物又有作褐色青色而稍透明者

氣味 甘溫無毒

品類 爐甘石種類頗多日本以名（泡樣）者為上質軟且白色其形如浮石謂之羊腦爐甘名（茶碗樣）者為次品質較堅白色微紅作扁平狀謂之片子爐甘名（石樣）者亦次品質尤堅呈青白色形狀不定藥用大抵選質軟白色者帶他色

者不佳

主治　止血消腫毒生肌明目去翳退赤收濕除爛同龍腦點治目中一切諸病

修治　以炭火煅紅童便淬七次水洗淨研粉水飛過晒用

時珍曰甘温胃經藥也受金銀之氣金勝木燥勝濕故止血消腫收濕除爛退赤去翳為目病要藥時珍常用爐甘石煅淬海螵蛸硼砂各一兩為細末以點諸目疾甚妙入硃砂五錢則性不粘也

單方　眼爛用爐甘石末水飛調水敷之

處方　收淚散　治迎風流淚
爐甘石(製煅)一錢　海螵蛸(五分)　冰片(一分)
右研末點淚管上

砒石(別名)　信石　人言　砒霜　白砒
產地　信州今近銅山處亦有之
形態　燒含砒鑛而得之昇華物為白色之粉末經再三精製則成透明如玻璃之塊露置空氣中漸變白色仍為粉末熱水微溶解之置木炭上熱則發蒜臭
性味　辛苦酸而鹹大熱大毒

成分　為無水亞砒酸

主治　能燥痰可作吐藥。療風痰在胸膈截瘧除哮外用蝕敗肉
殺蟲枯痔

修治　燒含砒鑛而生之昇華物。別導入一室。使凝結而製之。
本草綱目曰。砒石今近銅山處亦有之惟出信州者佳。
故名信石信州有砒井其坑封鎖甚嚴坑中有濁瀰之綠
水先絞水盡然後下鑿取生砒謂之砒黃色如牛肉或有
淡石路非石非土近火則殺人真者難得價值千金今市
中售者皆取山中夾砂石者燒烟飛作白霜燒時人在上

罷中餘丈脉。下風近處草木皆死。鼠雀食少許則死，貓犬食鼠雀亦殆。人服至一錢許亦死。生砒黃以赤色為良。熟砒霜以白色為佳。

和漢三才圖會曰：日本所謂砒霜石。非石也。乃在銅錫鉛等礦中，而銅中為多。山人初治銅，取其礦入竈鎔之。覆以濕席，至大焰熾。席亦燃盡。其中有純赤者，是砒霜也。其氣臭如死蝟，為灰則色變黃。如生砒黃粉。凡一竈中掃集所得者不過半錢。故凡鎔銅礦者，中砒霜毒氣。必先傷肺咳嗽，諸藥無效。

學說采錄　時珍曰：此藥不入湯飲，惟入丹丸。凡痰瘧積癖用此，有劫病之效。但須冷水吞之，不可飲食杯勺之物。靜臥一日，或一夜亦不作吐，少物引發而作吐也。其燥烈純熱之性，與燒酒焰硝同氣。今烟火家用少許，則爆聲更大，急烈之性可知矣。凡頭瘡及諸瘡見血者，不可用此，其毒入經，必致殺人。

李樓奇方云：一婦病心痛數年不愈，一醫用人言半分、茶末一分，白湯調下，吐瘀血一塊而愈。

禁忌　畏綠豆、冷水、羊血。

用量　日本藥局方所規定亞砒酸一次之極量為〇、〇〇五

附錄

服砒石中毒者有種種解毒劑摘錄如下

瀉毒神丹　服砒霜中毒五臟欲裂者腹必大痛舌必伸出眼必流血而死最可憐也急用下方　當歸三兩　大黃一兩　白礬一兩　甘草五錢　水煎湯數碗飲之立時大瀉則生否則不治

救急丹　世間毒物莫此為甚救法必須吐去其毒　甘草二兩　瓜蒂七個　玄參二兩　地榆五錢　水煎服一下喉即吐　再煎渣服之又吐砒霜之毒必解

苦參湯　苦參三兩　煎湯一碗一氣服之即大吐即愈

總以吐解毒盡為度醒後仍頭不語者每日以綠豆湯飲之自愈

藥 解　　丸

解砒毒神驗方　白礬三錢　調水飲六七匙

砒霜服太久者　取鷄蛋一二十個打入碗內攪勻入明礬末三錢

灌之吐則再灌吐盡便愈

水銀別名汞　澒　貝汞　鉛精　靈液

產地　今出於秦州商州道州日本產極微多散存於硫化汞礦

中狀如細粒或存於黏土中

形態　在普常溫度有流動性之金屬僅水銀一種而已色白如

銀有光輝為等軸八面之結晶體在常溫微蒸發熱則盡

蒸升在冷處則凝結而附着至三百六十度而沸騰以冰

銀脂肪。研磨則成細末變灰石

氣味 辛寒有毒

主治 疥瘙痂瘍白禿殺皮膚中蟲墮胎除熱殺金銀銅錫毒（本經）

利水道去熱毒（藏器）

主天行熱疾除風安神鎮心治惡瘡殺蟲催生下死胎（大明）

治小兒驚熱涎潮（宗奭）

鎮墜痰逆嘔吐反胃（時珍）

修治 天產之自然水銀世不多見故專以汞來或硫化汞鑛之辰砂與石灰相和熱於鑄鐵管中使所得之水銀蒸氣凝

縮而製之

時珍曰水銀乃至陰之精禀沉着之性得凡火煆錬則飛騰靈變得人氣熏蒸則入骨鑽筋絶陽蝕腦陰毒之物無似之者用之宜慎瘡瘍切不可用

用量　三厘至一錢

貯法　前人不知藏於鐵罐或玻璃瓶中或貯入葫蘆或糊厚紙數重貯之云使不走洩若散失在地但以川椒末或茶末收之或以真金引之即上

處方選粹　治疥癬方　水銀一錢　樟腦一錢　枯礬一錢　胡椒一錢

山椒 二十粒　大楓子油 一錢

右六味為末研煉為膏至水銀不見星為度用文五文層

擦掌中一劑十二日用盡一日數次頻頻摩擦以兩手熱

為度

除衣虱方　水銀六錢　黃蠟四錢　烏頭二錢　百部根二錢

右作藥線布二尺五寸斷為十六段浸漬陰乾用

治死胎不下諸藥不驗方　水銀五錢　桂枝三分

右二味先末桂枝和水銀溫酒戲柔飲送下

水

地氣為雲天氣降為雨故足之汗以天地之雨名之

藥物

藥物

依陰陽之說水為五行之一醫學上應用之因其性隨狀態而不同則所用亦因之而名異

急流水　性速而趨下通二便風痺之藥宜之

逆流迴瀾水　性逆而倒上中風卒厥蠱吐痰飲之藥宜之

甘瀾水　用流水以瓢揚萬遍亦曰勞水水性鹹而重勞之則甘而輕仲景用煎傷寒勞傷等藥取其不助腎氣而益脾胃也

井泉水　將旦首汲曰井華水甘平無毒治酒後熱痢洗目中膚翳治人大驚九竅四肢指岐皆出血以水噀面和朱砂服令人好顏色鎮心安神治口臭堪煉諸藥石投酒醋令不

膈宜煎痰火氣血藥能解熱悶煩渴補陰之藥宜之

熱湯

百沸湯　麻沸湯　太和湯　皆湯之百沸者主治助陽氣行經絡

張從正曰凡傷寒傷風傷食傷酒初起飲太和湯盌許以手探吐汗出則已

時珍曰張仲景治心下痞按之濡關上脈浮大黄黄連瀉心湯用麻沸湯煎之取其氣薄而泄虛熱也

朱真人靈驗篇曰有人患風疾數年掘坑令坐坑内解衣以熱湯淋之良久以簟蓋之汗出而愈此亦通經絡之法也

陰陽水

生熟水　以新汲水百沸湯合一盞和勻。氣味甘鹹無毒。主治調中消食。凡痰瘧及宿食毒惡之物。臚脹欲作霍亂者。令吐痰食而愈。

時珍曰。上焦主納。中焦化腐。下焦主出。三焦通和。陰陽調和。升降周流。則臟腑暢達。一失其道。二氣淆亂。濁陰不降。清陽不升。故發為霍亂嘔吐之病。飲此湯輒定者。分其陰陽。使得其平也。

露水

露者。陰氣液也。夜氣著物而潤澤也。　氣味甘平無毒。

主治　止消渴。宜煎潤肺之藥。秋露造酒最清冽。百花上

露令人好顏色

臘雪

氣味甘冷無毒　治時行瘟疫解一切毒小熱癇狂啼大人酒後暴熱黃疸仍小温服之（藏器）　洗目退赤（張從正）煎茶煮粥解熱止渴（吳瑞）　宜煎傷寒火暍之藥（時珍）

宗奭曰臘雪水大寒之水也故治以上諸病

冰

太陰之精極似土變柔為剛所謂物反兼化也

氣味甘冷無毒　主治解煩渴消暑毒（吳瑞）

傷寒陽毒熱甚昏迷者以冰一塊置于膻中（兩乳中間）良亦解燒酒毒（時珍）

藏器曰夏暑盛熱食冰與氣候相反便非宜人誠恐入腹冷熱相激卻致諸病也食譜云凡夏用冰止可隱應飲食令氣冷爾不可食之雖當時暫快久皆成疾也

時珍曰宋徽宗食冰太過病脾疾國醫不效召楊介診之介用大理中丸上曰服之屢矣介曰疾因食冰臣因以冰煎此藥是治受病之原也服之果愈若此可謂活機之士矣

時珍曰陰盛則露凝為霜霜能殺物而露能滋物性隨時異也

霜

氣味甘寒無毒主治解酒熱傷寒鼻塞酒後諸熱面赤者（藏器）

地漿

此掘黄土地作坎深三尺以新汲水沃之攪濁少頃取清用之故曰地漿亦曰土漿　氣味甘寒無毒

主治解中毒煩悶一切魚肉果菜藥物諸菌毒療霍亂及中暍卒死者飲一升妙（時珍）

治泄痢冷熱赤白腹內熱毒絞痛（別錄）

溫湯

又名溫泉　沸泉　藏器曰下有硫黄即令水熱猶有硫黄臭硫黄主諸瘡故水亦宜當其熱處可燖豬羊熟雞子也

時珍曰湯泉多作硫黄氣浴之則襲人肌膚惟新安黄山是朱砂泉春時水即微紅可煮茗朱砂泉雖紅而不熱當

雄黃礬有砒石處亦有湯泉浴之有氣

氣味　辛熱微毒　主治　諸風筋骨攣縮及肌膚頑痺

手足不遂一切疥癬諸疾在皮膚骨節者入浴浴訖當大

虛憊可隨病與藥及飲食補養非有病人不宜輕入（藏器）

盧山有溫泉方士往往教患疥癬瘋癩楊梅瘡者飽食入

池久浴得汗出乃止旬日自愈

黃虀水

時珍曰此乃作黃虀菜水也

氣味　酸鹹無毒

主治　吐諸痰飲宿食酸苦涌泄為陰也（時珍）

百草霜（别名）竈突墨　灶額墨

性味　辛温無毒

主治　消化積滯止上下諸血婦人崩中帶下胎前産後諸病傷寒陽毒發狂黄疸瘧痢噎膈咽喉口舌一切諸瘡

時珍曰百草霜乃烟氣結成其體質有輕虛結實之異重者歸中下二焦輕者入心肺之分古方治陽毒發狂黑奴丸三者並用而内有大黄麻黄亦是攻解三焦結熱兼取火化從治之義其消積滯亦是取其從化故疸膈瘧痢諸病多用之其治失血胎産諸病雖是血見黑則止亦不離

造化之理

遂行示例

一婦人白帶　百草霜一兩　香金墨半兩　研末每服三錢豬肝一葉批開入藥在內紙裹煨熟細嚼溫酒送下（永類方）

衄血不止　百草霜末吹之立止

白禿頭瘡　百草霜和豬脂塗之

咽中結塊不通水食危困欲死百草霜蜜和丸芡子大每新汲水化一丸灌下甚者不過二丸名百靈丸（普濟方）

胎前產後虛損月候不調崩中百草霜白芷等分為末每服二錢童子小便醋各少許調勻熱湯化服不過二服（杜壬方）

伏龍肝（别名）竈心土　竈心黄土　釜月下土

性味　辛微温無毒

主治　婦人崩中吐血止血欬逆醋調塗癰腫毒氣（别錄）

止鼻衄腸風帶下尿血泄精催生下胞及小兒夜啼（大明）

治心痛狂顛風邪蠱毒妊娠護胎小兒臍瘡重舌風噤反

胃中惡卒魘瘡毒（時珍）

品考　弘景曰此乃釜心多年黄土因灶内火氣積久結成如石

之土外赤中黄研細水飛用

治驗　産後惡血攻心作痛者酒服二錢下惡物如神　子死腹中，

藥性

母垂危者水服三錢獲生血症酒服一錢亦佳小兒濺臭臍瘡以此末頻擦之

修治：研為粉末水飛用

用量：一錢至三錢

近世應用：中醫為專用婦產科藥

單方：犬傷伏龍肝末水調傅　蟲螫塗伏龍水解毒而愈

中一切魚毒水送服伏龍肝一錢　隔病翻噎食飲不通伏龍肝一錢飯湯送下頻頻飲服　吐血不止伏龍末一錢水飲服　中風口噤精神恍惚或頭中痛伏龍末一錢

水二椀煎至一椀服　聤耳汁出伏龍肝綿包入耳日三次

懷孕受風伏龍末一錢白湯送下　衄血不止伏龍末新汲水飲　舌下生舌伏龍肝末酒化塗之

處方

配和伏龍肝之處方如左

獨龍散　治惡阻嘔逆不已者産後噦逆等症此方甚佳

上

伏龍肝一味為散白湯下

加減雞蘇散　治婦人吐血心煩昏悶

薄荷　阿膠　地黄　柴胡　羚羊角　黄芩　甘草

葛根　黄芩　麥門冬　當歸　伏龍肝

右水一盞半煎三沸竹如半雞子大藥四錢煎至六分溫服

治口吻瘡方　伏龍肝末　輕粉　各等分蜜調塗患處

備考

伏龍肝為止吐藥以治惡阻既如上述之處方矣而日本陸軍藥劑官相模佳作氏亦定為妊娠嘔吐之良藥著有伏龍肝煎實驗談一篇刊入河北新報所錄中國方藥日下甚為人所重視緣其著有卓效者勝於西洋新藥遠甚即如今人所用妊娠嘔吐之藥劑盡西洋各種新藥如亞硝尼鈸。鹽酸祕魯培林檬酸攝僧謨鹽酸古加因、雙養汽水淡度幾河蘇番木鼈酒之類其奏效均不如中藥之確

實中藥異雖同伏龍肝煎是已按伏龍肝煎本中醫所發明之
藥日本無此土則以土製炭爐（即赤土製炭之七輪）代之古
如伏龍肝之愈久者為佳此爐以黄土燒製而成黄土屬於
尋常土之種其成分為珪酸礬土與水此外尚略含酸化
鐵水酸化鐵加里鹽類等愛知縣出品為最良入藥用者
鐵鎚擊碎其爐使成極細投炭火中燒之俟碎片熾紅透
徹巨鉢盛水納九分滿取碎片盡淬水中經二三分鐘取
出再燒再淬反覆至數十次乃止棄碎片不用而專用此
淬碎片之水將水濾淨使成無色無臭無味之澄清液收

藥物　廿八

附備用凡服後至遲不過一二時氣分即見恢復食慾準
進曾實驗多次治愈多人無不立奏奇效

墨（別名）烏金　陳玄　玄香

性味　辛溫無毒

主治　止血生肌治產後血暈崩中卒下血醋摩服之飛絲塵物
入目磨濃墨點之（開寶）
利小便通月經治癰腫（時珍）

處方　墨須用松烟墨為良年遠烟細者為佳粗者不可入藥婦
人難產死胎下胞用好金墨新汲水磨服二錢（普濟方）

虎骨（圖缺） 大蟲骨 伯都骨 李父骨 李耳骨

產地 產於東亞及美洲中國山林深處亦有

品考 虎屬於哺乳獸中食肉類之貓族此其骨也

虎為似貓之猛獸體軀甚長自鼻端至尾尖長至五尺或八尺尾長二尺五寸至三尺最大者連尾可長丈餘高準之牝者視牡為小頭圓四肢粗大有力每趾末端俱有鋒利之鉤爪步行無聲犬齒殊發達便於嚙啐獸骨臼齒利若鋸齒便於嚙斷筋骨毛有光澤色黃褐或紅褐而雜以暗黑色之橫紋惟腳部略白故其色與斑紋澤似周圍之

草木一時不易見之所謂保護色也晝間隱匿山穴入夜則出而覓食鹿野豬兕雉等又往往突入村落掠奪牛馬或其他家畜而食之五官銳敏能探知遠方之食餌力既強大行亦迅捷其種類隨產地而異大底亞洲產虎棲息亞洲之熱帶與溫帶間以東印度地方為最凡蘆葦叢中及卑濕之地皆其徘徊之所有時且能游水該處居民之受其害者歲約千二百人美洲產虎在南北及北美之一部腳稍短於亞洲虎多棲身於樹木繁茂湖濱河岸等處雖在樹梢上之野獸亦能捕之為其餌料。

虎骨之入藥者第一莫如脛骨因虎之一身筋骨氣力皆出前足故以脛骨為勝也藥肆用之虎脛骨頭骨頸骨以稍帶黃色者為佳品。

性味　辛微熱無毒。

主治　治筋骨毒風攣急屈伸不得走注疼痛傷寒溫瘧溫氣（甄權）

煮汁浴之去骨節風毒腫和醋浸膝止腳痛腫初生小兒煮湯浴之辟惡氣去瘡疥驚癇（孟詵）

追風定痛健骨止久痢脫肛獸骨哽咽（時珍）

發明

虎屬金而制木，故嘯則風生，能追風定痛，辟邪，健骨，治風痺拘攣疼痛，驚悸癲癇，諸病皆此義也。骨哽為末服，犬咬傷患處。

汪機曰：虎之強悍，皆賴於脛，雖死不仆，其氣力皆在前脛，故治腳脛無力用之。

時珍曰：凡辟邪疰，治驚癇瘟瘧，瘡疽頭風，當用頭骨；治手足諸風，當用脛骨；治腰背諸風，當用脊骨，各從其類也。

修治　酒塗炙，剉為末。

用量　三分至一錢。

處方　虎骨散：治半身不遂，肌肉乾瘦，名曰偏枯。

虎骨　當归　赤芍　續斷　白朮　藁本　各一兩

烏蛇肉　半兩　右為末每服二錢溫酒飲後調下

犀角（别名）　奴角　凹角　兕角

產地　產於中國暹羅安南蘇門答臘及非洲等處

品考　犀屬哺乳動物中之奇蹄類其角或一或二生於鼻上犀為草類巨獸也好棲息於池沼湖澤等陰濕之地其出也必數頭為一群體亞於象肥大而稍黑皮膚幾於無毛若裸體然皮厚而堅頸肩膝諸部具極深之皺襞以俾體之運動可以自如其足三趾末端有蹄頭稍帶三角形上脣

突出下脣之外焉大蓋鼻上之皮膚變而為尖銳上挺之物或一或二謂之犀角然不如他獸之用以格鬭僅恃以傷樹木掘泥土與投石而已性愚鈍野而難馴見人即奔竄亂若之過急則反身抗拒勢不可當其聽覺嗅覺均極銳敏惟目力多弱常以木葉為食餌從前歐洲寒地犀之孳生蕃繁今則已絕其種僅亞非兩洲之熱帶地方猶見有棲息者在亞洲者為印度犀體長一丈二尺高六七尺鼻上有尖物一故名一角犀在非洲者體長丈餘高五尺許鼻上之尖物有二一前一後但較短故名二角犀皮膚之

形態

鬚髮似[illegible]其性兇暴甚於印度犀
為角質狀之一種尖物微彎曲有剛毛大抵壯者為短老者為長最長者可二三尺尋常多七八寸或尺許底部闊五六寸其色不一或外面淡褐綠色內作黃色中央黑色或為黑白二種或黑色相和角尖為勝入藥以黑色為佳故烏犀角之名最著試以鋸縱解之見為粗糙之纖維狀其色稍有滑澤

古方藥品考曰來自外國之犀角有數種其角彎曲黑色有光澤長七八寸至尺許根部扁闊徑五六寸皮極澀糙

色灰白中心作深黑色者名烏犀角為上品其白色者為下品凡劈之縱理擦之滑澤者真

性味　苦酸鹹無毒

主治　百毒鬼疰瘴氣蛇毒除邪（本經）傷寒溫疫頭痛寒熱諸毒（別錄）辟中惡毒氣鎮心神解大熱散風毒治發背癰疽瘡腫化膿作水療火毒入心狂言妄語（藥性）按犀之精力皆聚於角而突起故能壯心氣解百毒排痘毒止煩熱　苦酸鹹寒涼心瀉肝清胃中大熱祛風利痰

辟邪解毒治傷寒時疫發斑發黃吐血下血蓄血發狂痘瘡瘀黑陷消癰化膿定驚明目風毒攻心熱悶赤痢俱治之

犀角爲足陽明胃經之藥能解諸毒筋骨中風飲食中毒治血熱發斑最能散其瘀血解其血熱其功可謂第一

小兒驚癎天吊直視人事不知犀角濃磨爲末水服卒中惡心痛中風失音及山嵐瘴氣之毒俱服犀角磨汁治之

若風毒表證勿用中風表證發熱者亦勿用恐引熱入裏爲害匪細孕婦服之則墮胎更宜愼之

修治

入藥惟雄犀生者爲佳若見火或器物皆被蒸煮不堪用入

湯劑磨汁用入丸散剉細紙裹納懷中待熱搗之立碎如粉（歸田錄云氣粉犀）犀角以黃白二種以黑者為烏而光澤若良角尖最勝

用量　小兒五厘至一分半大人五分至錢半。

禁忌　忌鹽一說忌雷丸烏頭鐵及火

附錄　中國人以犀角刻成為酒杯花瓶等視為珍品酒中如有鴆毒一入此杯立即沸騰泛溢人知此酒有毒得免於害試之百不爽一。

抱朴子云犀食百草之毒及衆木之棘所以能解毒凡蠱

毒正鄉有飲食以此角攪之有毒則生白沫無毒則否

北户錄云凡中毒箭以犀角刺瘡中立愈

淮南子云以犀角置穴狐不敢歸則犀之精靈辟邪於此可見矣

處方

犀角湯　治心驚熱甚　犀角　防風　木通　茯苓　桑白皮　甘草（各等分）　水煎溫服

犀角散　治胎疸及小兒黃疸　犀角（五錢）　茵陳　瓜蔞根　升麻　龍膽　甘草　生地（各二錢半）　寒水石（煅二分半）

右水煎服一方不用瓜蔞用葛根

人參犀角散　治小兒營衛不和上焦虛熱因積變為肌熱成為勞瘧夜汗多嗽不止

人參　茯苓　白朮（各半兩）犀角　柴胡　鱉甲　甘草

半夏（各一分）　薑棗水煎服

牛黃（別名　土精　牛菜　丑玄　丑寶　西黃

形態

為黃色球圓形之塊大者如鷄子小者若豆粒質輕虛壞則中現小白點此圓塊係薄層重疊而成試以熱針刺其中即有小孔剝落入水微溶解作黃色磨於白瓷上其磨處亦作黃色唾液能溶解之取少許嚥下則嘔吐有氣味

品考

本草綱目曰凡牛有黄者入夜身上有光眼紅如血時時吼鳴恐懼人又好照水人以盆水承之伺其吐出乃喝迫之即墮下水中取得陰乾百日勿令見日月光每塊大如雞子大輕虛而氣香者佳價重似黄金（有聲牛黄堅而不香有驗駁黄極易得）不可不審之試法但揩摩手甲上透甲黄者為真蓋牛黄牛之病也故有黄之牛多病易死凡獸皆有黄因其病在心及肝膽之間凝結成黄故能還以治心及肝膽之病正如人淋石復能治淋也牛黄有四種牛黄角中黄心黄肝黄吼喚喝迫而得者名生黄殺死病

牛其黄滲入角中者名角中黄牛既病死殺而剖其心肓物如醬水其色黄入水即成粘塊名心黄殺已死之病牛於其肝臟中剖得之塊名肝黄真者有香氣輕虛重叠大抵以生黄為勝

牛黄之品類因産地及基本動物並採收方法之不同而各異市上販賣之牛黄其品類極多有玉牛黄球圓形或橢圓形或作瓢三角形色紅黄天竺牛黄形稍大然多碎片又藥肆有呼為四大者即是集此等碎片而為之也價可較廉日本産較中國略大帶黒色得自死牛者較得生

牛者為佳其效力不亞於中國所產

性味　苦平無毒

主治　癲狂發痙中風痰壅不語小兒驚癇天吊客忤口噤陰邪定魄安魂墮胎（藥性）

牛有病在心肝膽之間凝結成黃故還以治心肝膽之病清心解熱利痰涼驚通竅辟邪治中風入藏驚癇口噤小兒百病痘瘡

牛黃入肝治筋病安魂定魄正精神益肝膽治健忘小兒腹痛兩手緊握額有汗夜啼者牛黃大豆許為末乳調服

藥第　二十七

小兒驚風牛黄大豆許研末蜜水和服其救如神一方和竹瀝薑汁用　初生小兒噤口不開牛黄五六分竹瀝灌服以人參爲使得牡丹皮石菖蒲則能聰耳明目

修治　研磨細末用之

用量　四厘至一分

禁忌　惡龍骨龍膽地黄常山畏牛膝乾漆

驗方　牛黄丸　治小兒大便不通心中煩熱　牛黄一分研細　大黄三分微炒爲末　煉蜜爲丸如麻子大每以粥湯服七丸以利爲度量兒大小加減服之

近世應用 小兒五疳驚風等症，大人狂熱譫妄，印度人用為解毒藥

鹿角（翁色）、韃山鹿（[illegible]）、斑龍角

產地 非洲、澳洲、美洲均不產，此產於其他三大洲，中國山林中有之。

品考 鹿為反芻山中牲畜群居之獸，以植物為食料，體軀肥滿，四肢細長，馬身羊尾，頭側而長，腳高而行速，牡者有角，夏季則解，大如小馬，黃質白斑，俗稱馬鹿，牝者無角，小而無斑，毛雜黃白色，俗稱麀鹿，孕十月而生子，鹿性淫，一牡長交數牝，謂之聚麀，喜食龜，能別良草，食則相呼，行則同旅，居則環角外向，以防害，臥則口朝尾閭，以通督脈，牡鹿之角

藥物　　二十八

由年數、而增加枝數，夏至觸樹木而脫落，此角謂之鹿角供藥用。

形態　像作枝狀分岐之堅實角質，長有達三尺者，外面呈白色或淡褐色，處處疣起，下部斷面有無數鬆孔，是乃血脈穿過角質中之瘢痕。

性味　鹹溫無毒。

成分　為燐酸鈣、炭酸鈣、膠質、軟骨質等

主治　惡瘡癰腫，逐邪惡氣，留血在陰中，除少腹血痛，腰脊痛折傷，惡血，益氣（別錄）

水磨汁服治脱精尿血醋磨汁塗瘡瘍癰腫熱毒（日華）

蜜炙研末酒服輕身強骨髓補陽道絶傷燒灰治婦人胞中餘血不盡欲死（孟詵）

鹿角鹹温注用則散熱行血消腫辟邪

腦瀉用鹿角屑當归各二錢水三杯煎一杯半服

竹木刺鹿角燒為末和水塗其上

腳氣衝心用鹿角為末白湯服下

近世應用　用作強壯藥

修治　剉屑為細末用之故有鹿角屑之名

用量　一錢至三錢

處方　鹿角散　療揚梅瘡餘毒　鹿角　燒四分　黃柏　一錢

為末送下

鹿角燒末謂之角石用作眼科藥

鹿角膠（別名　白膠　食膠

形態　為無色透明或半透明無氣味之薄片逢冷水則吸收而

膨脹入熱湯中易溶化冷之則凝固再熱之則融化次分

解發惡臭

製法　將鹿角屑入磁鍋加清水燒熱至角質柔軟撥火撤下濾

過將其濾液移於別器用微火煎熬至已成飴狀乃放冷待其凝固切斷晒乾

古書曰製造鹿角膠切鹿角長一寸。浸米泔七日。至已軟細剉碎入乾牛皮一片注醋鍋中煮爛再加醋細煮搗之成膏最後則加酒煮之為陰乾用之

形態

為無色透明。或半透明無氣味之薄片。劣品有腥臭。逢冷水則吸收而膨脹。入熱湯中易溶化。冷之則凝固。再熱之則融化。次分解發惡臭。

成分

為膠素軟骨素等。

性味　甘平無毒。

主治　傷中。勞絶。腰痛。羸瘦。補中益氣。婦人血閉無子。止痛安胎。

(本經)

療吐血下血。崩中不止。四肢作痛。多汗淋露。折跌傷損。(別錄)

炙擣酒服。補虛勞。長肌益髓。令人肥健。悅顏色。又治勞嗽。

尿精尿血。瘡瘍腫毒。(時珍)

鹿角膠性易消化。有滋養功效。尤以患熱病者胃腸感動

嘔吐。下痢。腹痛等。最有神效。為暴瀉或失血太過。致精力

虛損者之要藥。

醫方名物考曰、鹿角膠滋養潤補易消化。治熱病羸瘦之胃腸衰弱特甚。不勝飲食等證。或兼有嘔吐下痢腹痛等症。或失血過多所致之虛脫症。

近世應用　補中益氣。治一切血症勞損病後滋養。

用量　一錢至三錢。

鹿茸（別名）鹿蓯　嫩角　九女春　沖天寶

形態　為鹿茸有毛皮之初生角。柔軟作茄子狀。名鹿茸。外面呈紫褐色有光澤。中有血管。

品考　鹿於夏至脫去舊角。初生新角。即採取陰乾用之。

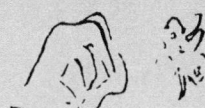

抱朴子曰南山多鹿每一雄游牝百數至春羸瘦入夏食菖蒲即肥當四五月解角時獵人得之以索繫住取茸然後斃鹿其茸之血未散也又說鹿茸夏收之陰乾百不收一且易臭惟破火乾為好

性味　甘溫無毒

主治　漏下惡血寒熱驚癇益氣強志生齒（本經）

療虛勞羸瘦四肢酸疼腰脊痛小便數利泄精溺血破瘀血石淋癰腫骨中熱疽癢安胎下氣久服耐老（別錄）

補男子腰腎虛冷腳膝無力夜夢鬼交精溢自出女人崩

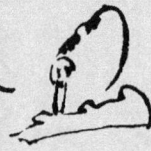

中漏血带下(日華)
生精補髓養血益陽強筋健骨治一切虛損耳聾目暗眩
選鹿刷(時珍)

修治 薄剝刺辛塗酥油火炙燎去毛或塗酒炙或用酒蒸炙用之。

適應 為強壯藥滋補神經病及內部諸症

用量 一錢至三錢

處方示例 鹿茸大補湯 鹿茸 黄耆 當归 茯苓 熟地 各五分
白芍 白术 附子 人參 肉桂 半夏 石斛 五味子 各三分
肉蓯蓉 杜仲 各四分 甘草 一分 右空心薑棗煎服

濟生鹿茸丸　治腎臟真陽久虛。下體痿弱疼痛喘嗽水泛為痰　鹿茸酒炙　牛膝酒炒　五味子各二兩　川楝肉酒蒸　山藥　肉桂　杜仲鹽酒炒　澤瀉鹽水炒各一兩　沉香研五錢

右為末酒糊丸梧子大。每服七十丸。侵晨溫酒下

治小便遺失　鹿茸　牡蠣　阿膠　桑螵蛸各等分　糯米糊丸

麢

羚羊角（別名）羱羊角　麢羊角　九尾羊角

形態

為細長角。長尺許。徑寸餘。呈黃褐色。稍有光澤。末端稍彎曲。有環旋狀關節。日本產者帶黑色。長五寸餘。其基部有橫皺。謂倭羚羊角。

品考

羚羊產中國蒙古等深山中。體長四尺餘，爲羊之類。山羊、山驢三種相似，而羚羊有神，夜宿防患，以角掛樹不着地。但角彎中深銳緊小，有掛痕者爲真。如此分别，其疏慢無痕者非也。

時珍曰：羚羊似羊，而色青毛粗，呈黄褐色，腹部則爲白色。兩角短小。按寰宇志云：安南高石山出羚羊，一角極能碎金剛石。則羚羊固有一角者矣。金剛石出西域，狀如紫石英，百鍊不消，物堅莫能擊，惟羚羊角扣之即碎。

日本所產倭羚羊爲羚羊之一種，其有名產地爲日本奥南部地方。體高二尺餘。毛青灰色。其尖端呈黑褐色。

性味　鹹寒無毒。

主治　明目、益氣起陰、去惡血注下、辟蠱毒惡鬼、常不魘寐。（本經）

除邪氣、療傷寒時氣寒熱、熱在肌膚、濕風注毒、伏在骨間、

及食噎不通、强筋骨。（別錄）

治中風筋攣、附骨疼痛、作末蜜服。治卒熱悶及熱毒刺血。

疝氣。摩水塗腫毒。（孟詵）

平肝舒筋、定魂散血、下氣辟惡解毒、治子癇痙疾。（時珍）

羊屬火、而羚羊屬木、入足厥陰手太陰少陰經、（肺心）曰

為肝家藥。故能明目，去障翳，祛風舒筋，治驚癇，筋脈攣急。下氣降火，傷寒伏熱，煩渴氣逆，食噎。羚之性靈，而精在角，故又能辟邪，而解諸毒。

修治 常宜封固。避風貯存。臨用磨為粉末。

近世應用 作鎮痙通經藥

用量 一釐至五分

熊膽

形態 熊為食肉類之獸。取其膽囊。乾而入藥。

品考 熊小於馬。大於犬。棲息於深山幽谷之間。晝眠洞穴。夜出而見食體軀肥滿。全身有毛，多作黑色，惟喉下有白鈎如新月之瓣，像略大。耳目較小。尾短。四肢各有五趾，趾具黑色銳利之鈎爪。用以攀樹木，掘泥土，行時全蹠踐地，毫無音聲。蓋為食肉類之蠻，然因常食果類及雜物，故其性質不全儼然之。使怒，能作人立，而以前蹠之鈎爪擊撲或撕擊。

產地

生雍州山谷。今河東及懷慶、衛山中皆有之。

品類

目今處之熊膽，有罔膽、島膽二種。罔膽產於深山之熊膽上品也。島膽為北海道、海濱所產熊膽，有一種腥臭，品不佳。又因採製時期而有夏膽、冬膽之別。夏膽作紅黃色，能

透映薄處厚膽汁少謂之琥珀手推為佳品冬膽黑色有
光澤薄處皮薄膽汁滿謂之黑膽此非佳品又有現綠褐色
者謂之青膽秋冬之交採現珀手多採於秋間黑膽多採於春
間又夏採之琥珀手至秋每變為茶褐色秋採之琥珀手
至春亦變為黑色
時珍曰按錢一云熊膽佳者通明每以米粒照水中運轉
如飛者良餘膽亦能轉但緩爾
性味　苦寒無毒
主治　時氣熱盛變為黃疸暑月久痢疳䘌心痛疰忤（蘇恭）

治諸瘡耳鼻痔殺蟲（日華）
退熱清心平肝明目去翳（時珍）
一冷堂藥選曰 熊膽療癥瘕疳痔瘧癖心胸痛傷食腹痛
諸癇癲狂疫疾刺疾殺蟲止噎塞痘瘡治痔疳瘡漏妊娠
腹痛催生點眼去翳塗痔止痛一切卒患急病用以鼓舞
元氣開通瘀塞

單方

急驚風 熊膽水化攪開小兒口灌之愈多愈妙 癲癇卒倒
熊膽小豆大白湯化灌服 心腹卒痛 熊膽小豆大溫水化服
積熱暈倒 熊膽五分水化灌服 胎毒入目 熊膽水化點眼

處方　熊人丸　開胸膈救卒死　熊膽　人參　各等分糊丸

麝香丸　治小兒氣痞壯熱憎寒腹脹下痢皮膚乾燥眼澀揉鼻乳食難化日漸羸瘦

麝香　細研　熊膽　研入各半分　茯苓　一錢　胡黃連　蘆薈　細研三錢　桂心　大黃　炒各一分　檳榔　一枚　當归　木香　各半分

右為末煉蜜和丸如菉豆大溫粥飲下丸量兒大小加減

治瘴後毒入眼中痛方　熊膽　京墨　各等分乳汁和點眼中

修治　取熊膽加水少許靜置片刻令得溶化有渣去之合他藥

用量　二厘至六厘

藥惡　惡防己地黃

近世應用　為健胃殺蟲鎮痙興奮之藥

備考　前人以熊膽為兒科要藥並救急藥出產無多價值殊昂從而偽藥亦夥往往以他獸之膽混充甚者竟有以植物性苦味藥煉製以魚目混珠而圖厚利茲將其偽製於試驗法摘錄於下以資辨別

山海名產圖會曰熊膽偽製法以黃柏山梔子毛黃連三味同碾粉末先炙山梔子去其香再與兩味混和入水釀煎則成黑色有光澤之物質乾後與熊膽無二用洋皮紙兩

醬色之此蘇先用水仙花根汁拖過全變色然後用色要
之後挾入榨板陰乾然後發皺且藥汁滲入宛如真膽皮
冬日製者尤易飄爛因此必夏間製之
世事百談曰孕婦月數多身重猝然氣絕隕仆自定齒嚙
舌人事不知若發瘋癇者是名子癇急以真熊膽溫水化
開灌入口中頻頻用之旋見蘇醒效驗有此誠婦人救命
丹也凡有室家者不可不備然必真者乃能見效

麝香(別名) 臍香 臍堂 麝臍香 四味臭 拔萃園

產地

日本及歐美各國俱無專產於東亞及中亞及北韓三十度至

四十度之中國雲南及西藏等處。

品考

屬於哺乳獸類之麝香鹿。其牡獸臍與陰部之間有色皮腺。以此小囊割下曬乾。麝香即在其中。

麝香鹿體如尋常之鹿。但倭小似野羊。長三尺高二尺許。全身灰褐色、生長毛。自頸至腳有白斑二條。無角耳長如兔。面頗長。上顎之犬齒突出吻外而向下。長及三寸。晝間隱伏不出。入夜始出而覓食芳草。性嚅怯、善跳躍。雖六丈澗之深。崖亦能一躍而過。遇逐之過急。則窘而隱竄。牡者有一腺囊在臍與陰部之中間。充滿分泌物。即名麝香。其囊謂之香臍獵者捕獲此獸立即割下臍囊惟因香氣強烈須先以布帛遮蔽口鼻然後採取否則往往頭痛甚者致死故獵者割取臍囊之時最須留意萬不可毀損其囊云

形態

爲欲囊之色皮膜形卵圓或輪圓小者如金橘大者如雞卵下腹平上陷凹有毛被之中央有一小孔毛即回旋爲放線狀外皮似革囊膜殊薄剝之有兩層膜中藏有香液新鮮之際稠厚如軟膏乾則爲大小不等之顆粒於水可溶解四分之三於酒精祇溶解二分之一近嗅之發一種異常強烈之臭氣遠聞之轉覺芳香可愛味苦帶硫黃

木炭動物炭等其臭即消失

品類

麝香之品類，隨麝香鹿棲息地方之氣候食物而異，兼因麝香乾燥法調製法等而有不同，雖未能一一辨別，總之品類頗多，在貿易上則大概分為兩種，一種名中國麝香，出自西藏諸，皮囊及毛俱作褐色，出自雲南者品最佳。一種名俄國麝香，出於西伯利亞及俄國各地，皮囊及毛俱作鼠白色。

日本所有之麝香，專仰給於中國，從前藥舖處理此物所分品類極多，詳見遠西醫方名物考，摘錄如左

麝香之香囊與皮毛之形色、大小種類不一，即係上品香
中內有毛雜入，其氣味色質等亦大有出入，由此觀之，各
囊不免有以麝皮或他獸皮擬造者。一囊之香，雜以他物，
亦竟可分作數十囊。嘗觀藥鋪所賣之麝香，一个須香囊
三十個。每年運銷日本者近數已屬不少，其餘運銷印度
及歐美各國者，歲更不知幾千萬億之香囊。此匿居深山
幽谷之異獸，既非輕易可獲，縱令得之，一麝亦僅有一囊。
可採其數，烏有若此之多，謂非夾雜偽造，其誰信之？或謂
中國禁令甚嚴，真品決不准輸入他邦，且其價甚貴，真者

絕少。按今日本藥舖所售之中國產麝香核諸西說所述
大略相符。因西說大可以鑑別真偽也西藥學者說亦是可證
藥學者之言曰麝香在有毛之皮囊中完全無損藥舖呼為
臍香麝香其囊皮即為麝香皮麝香在囊中時形如碎粉出
囊則呼為麝香藥舖出售者有三等上等曰本口中等曰
間山下等曰白毛本口囊圓煤色徑一寸二三分至一寸
四五分許小者約七八分重四五錢至七八錢側面有茶
褐色之細毛小許於其無毛處作十字式切開內有麝香如
碎粉色紫黑一種作黑色一種香氣極烈以上碎粉中有

大如黑豆之粒切之覺柔膩是為當門子一種黑色軟而甚
粘如泥香氣甚雖可得為上品係閩山也或謂此種多濕
潤其中有圓塊捏揉之則柔軟而扁即非當門子矣以其
香氣烈亦可作上品若囊乾毫不濕潤其中之麝香亦乾
而香氣甚者亦屬上品有貯藏數十年之麝香其囊圓而
小徑祇大分許重不過一錢四五分囊乾而硬其中麝香
如沙又如白鹽嚼之亦如沙香氣峻烈者此亦上品也若
嚼之如沙而覺粘膩者必係下品又有極大者囊徑有一
寸七八分重一兩一錢許其香氣猛烈者亦為上品

囊之一側連以有毛之皮此殆割取其囊時將近部有毛之皮連帶割下俗說鹿之膝皮可以偽製白毛麝香之皮囊以赤小豆或朽木粉末浸於麝香皮之洗汁中加燒酒火許煉合偽造麝香亦往往雜有細毛及鉛子者

辨真偽之法嚼麝香味微苦香氣爽快而烈投火中無氣祗有麝香之微腥臭者真品也如嚼之氣味極微投火中無香氣亦致祗有鬱敗氣者偽品也

成分

成自揮發性未詳之有效成分及脂肪膠質纖微質無機鹽類安母尼亞水分等

性味　辛温無毒

主治　辟惡氣殺鬼精物去三蟲蠱毒温瘧驚癇除邪不夢寤魘寐（本經）

療諸凶邪鬼氣中惡心腹暴痛脹急痞滿風毒去面䵟目中膚翳婦人產難墮胎（別錄）

辛温香竄開經絡通諸竅透肌骨治卒中諸風諸氣諸血諸痛痰厥驚癇癥瘕瘴瘧鼻窒耳聾目翳陰冷辟邪解毒殺蟲墮胎壞菓敗酒療菓積酒積

單方　驚怖卒死麝香五分研醋和勻灌之。鼠溺入目　乳化點之

處方 麝香散 治卒中惡心腹刺痛去惡氣

麝香一分 生犀角屑二分 青木香二分 右為末

龍麝丸 治諸氣 人參 辰砂各一錢 龍腦 麝香

甘草各一分 右為細末蜜丸

近世應用 為興奮及回蘇藥又用作香料

禁忌 禁食大蒜

用量 五厘至一分

備考 麝香為刺激之品自昔為多用者當細別大抵粗劣之品用作香料若入藥材則物品之良否關係非輕有人每每欲覓此

時要用麝香俾恃其興奮之效力。得以回蘇。其責任之重。大果何如哉。此醫藥界對本品之真偽宜細加辨別。

穿山甲（別名）石鯪甲　透石鳥　陵鯉甲　龍鯉甲

產地　產於東印度羣島及非洲。臺灣亦產一種

品考　穿山甲屬哺乳獸之貧齒類。軀體肥大長三尺餘。頭以有四足而短頭與尾不分明僅次第變爲細長而已全身被有鱗片質堅如石末端尖銳。並列若屋瓦狀。一似甲胄之在身口吻稍長無齒舌長以之捕食蟻類爪長且銳便於掘土之用。晝間穴居不出。夜則徘徊草叢以覓食。性不

活潑步行亦速。設遇外敵則聳起鱗甲以防危害能陸能水每在山岸間開鱗甲如死令蟻入甲閉而入水開甲蟻浮水面於是食之其性喜穿山是以名之

形態　為堅硬如石之鱗片色黃褐或黑褐有光澤大小不等略成三角形中央厚邊緣薄如以鋒甲之表面自底部至末端有無數之條線隆起裏面則扁平滑澤

性味　甘寒有毒

主治　去邪驚啼婦人鬼魅悲傷山嵐瘴瘧瘡疥痔漏去風(藥性)鹹微寒性善竄能行散通經絡達病所入厥陰(肝)陽明(胃)

經之難治風濕冷痹通經下乳消腫潰癰止痛排膿和傷
發痘風瘧瘡科視為要藥
治小兒驚邪或為水濕所侵遍身強急拘攣大痛者五積
散加穿山甲煎服取汗非中風必愈
熱瘧無寒者穿山甲一兩乾棗十枚同燒存性為末每服
二錢發日五更井水下
婦人乳汁不出穿山甲炒研細末酒下仍以梳梳摩乳房
數十遍乳汁即通名涌泉散兼治乳岩乳癰亦用酒服妙
痘瘡變黑穿山甲蛤粉等分炒末每服五分入麝香少許

第

溫酒下色即轉紅神效。

處方

排膿散　治腸癰小腹脹痛脈滑數裏急後重時下膿

黃芪　當歸　金銀花　白芷　穿山甲　防風　川芎

瓜蔞仁　各一錢　水煎服。

透膿散　治癰疽諸毒內膿已成不穿破者服之立破

黃芪四錢　穿山甲炒末一錢　川芎三錢　當歸二錢　皂角針錢半

右水煎隨病前後服臨用入酒一杯亦妙。

近世應用　因於麻疹痘瘡疥癬之內攻兼用為通乳藥。

修治　以尾甲為佳生用或煅或焙枯或醋塗炙或童便浸炙或

與油同煮或與土同炒為末用。

用量 五分至錢半。

蟾蜍（別名） 苦蠪 蚵蚾 癩蝦蟆

參考 蟾蜍各地皆產多棲息於人家之濕地夏秋之交薄暮或黃昏即匍出庭園覓食昆虫蛙類中此為最大背脊褐或黑常濕潤有塊磊其姿臃腫肥大色黃白而雜黑色之斑紋眼放金光較蛙類略大口闊大趾無蹼性惡鈍步行緩慢不善跳躍且不能鳴平時陸棲非產卵期不入水中入冬則蟄伏穴內。

性味　辛涼微毒

主治　治疳氣小兒面黃癖氣破癥結惡瘡（日華）

治疳疾癇疾腫毒破傷病脫肛（時珍）

蟾蜍精入陽明（胃）經藥能退虛熱行濕氣殺蟲䘌治小兒勞瘦疳疾發背又治温病發斑困篤者去腸生搗食或燒灰服如癰疽發背未成者用活蟾蜍繫瘡上半日蟾必昏憒置水中救其命再易一個三易則毒散矣重者剝蟾蜍合瘡上不久必臭不可聞如此二三易其腫自愈

選方　蟾蜍丸　治胸腹痛蟲症　蟾蜍　黃連等分糊丸

金蟾丸　治腹滿膨脹氣鼓如神　大蝦蟆　一個
右以砂仁推入蝦蟆口內令吞入腹以滿為度用泥罐封
固炭火煅令紅透逕淨取出候冷去泥研末為一次服或
酒或陳皮湯送下候撒屁多乃見其效

修治　去皮腸爪陰乾或塗牛酥炙用

近世應用　用為小兒疳疾驚風之藥

備考　日本唐橋正三郎氏曾取蟾蜍之表皮試驗其毒性將所
得成績載入藥學雜誌第三百五十八號一曰表皮所得之
量與其水分二曰表皮之毒三曰腺液之毒四曰毒質之

溶解性五曰毒質之分析法六曰蟾蜍之血清與其毒質之關係

附錄

中國醫書所載有治愈瘋犬病法以蟾蜍肉為膾食之實一奇方也野呂玄亦有蝦蟇膾之說又有療惡犬咬急取癩蝦蟇搗爛敷上以帛紮之之法如諸書所載蝦蟇蓋即癩蝦蟇也鄭樵通志云蝦蟇類多以蟾蜍為上昌克頃久遊慈郡訪慈雲寺語次道及犬毒之事上人語曰郡中罹其患者乃作蛙膾食之遂無至危篤者因知此物善治毒不必有蝦蟇蟾蜍之分也

蟾酥（别名）月魄　蟾寶

產地　中國之江蘇四川皆其生產地

基本　蟾蜍之表皮腺分泌乳白色之毒液與麵粉混和煉合製成一種如餅之塊

炮治　蟾酥之製法以其使蟾蜍分泌毒液略異於下（一）刺戟蟾蜍之眉間使分泌白汁（二）以蟾蜍入水缸中復以有孔之蓋孔中插細竹枝以刺戟蟾蜍使其痛苦蟾蜍遂憤不勝自皮腺分泌多量之毒液乃從而收集之（三）以蟾蜍置中央四面架鏡使起畏懼之感因分泌多數毒液以

蟾酥

保護己之身體吾人即其所有與麵粉混合煉製前人不知為外皮分泌之液汁每誤以為油故有蝦蟆油之稱

形態

以分泌毒汁與麵粉混和之煉合物其形狀不一惟外面稍覺滑澤現黑褐色其破碎處之尖端透映而作褐色味辛烈其粉末如入眼內及鼻中即發腫痛水能次第溶解市上出售者多作扁圓形大九分許中心凹陷有一小孔此蓋懸以麻線令得風乾也亦有為半圓形徑一寸高六七分中有穿孔又或扁平展延若瓶片者製造處及品質俱各不同故其形狀亦異就中以入口味甜者為真

性味　甘辛温有毒

主治　小兒疳疾腦疳（甄權）

治齒縫出血及牙疼以紙紝少許按之立止（宗奭）

發背疔瘡一切惡腫（時珍）

同牛酥或吳茱萸苗汁調摩腰眼陰囊治腰腎冷並助陽

氣又療蟲牙（日華）

本品即蟾蜍眉間白汁能爛人肌肉惟疔毒或服二三厘

取其以毒攻毒外科多用之蟾蜍肪塗玉刻之如蠟

處方　神效丹　治諸般惡毒疔瘡發背一切腫毒遍身瘙癢痛及

藥物

藥料　四十方

小兒痘瘡黑陷不起喉閉腫痛

雄黃　朱砂　片腦（各五分）乳香　没藥　輕粉（各三分）

血竭（三錢）真蟾酥（一錢）麝香（二分）

右共為末用酥油或乳汁和丸

化癖如神散　治痞塊積聚　蟾酥　黃臘（各二錢）

羚羊角　牛黃（各五分）麝香（三分）巴豆肉（三錢）硇砂

冰片（各一分）　右為末丸如萊子大每用一丸用扁頭針將

患處刺破用膏藥貼上一伏時揭起其痞化膿如出盡服

調理脾胃藥

蟾酥丹　疔瘡外施之藥

用大癩蝦蟇以針破眉稜上手捻出酥於油紙上或桑葉上用竹篦刮下然後掛在背陰處自乾取用

蟾酥以白麵參黄丹等分攪和丸如麥粒大針破患處以粒納之

近世應用　治癰疾及疔瘡惡腫等

用量　二厘至五厘

牡蠣（别名）蠔山　牡蛤　左顧　蠣蛤

產地　日本豊島縣下產之今東海永嘉晉安等處亦有

品考 牡蠣產熱帶及溫帶諸國之海岸，尤多產於有淡流水注鹹氣不強之海中岩礁或泥沙上，肉味美富滋養，歐美諸國盛行養殖，其種頗多，今海旁皆有之，多皆附石而生，相連如房，每一房內有肉一塊，大房如馬蹄，小者如人指面，每潮來諸房皆開，有小蟲入則合之，以充腹，海人取者皆鑿房以烈火逼之，挑取其肉，當食品，其味美好，日本產者有長牡蠣、板帆牡蠣等

形態 為扁圓形，作不正葉狀之貝殼，由鱗狀薄片而成，上下二殼，其邊緣作波狀，下殼稍凹陷，上殼作扁平蓋狀，長約二

三寸外面由反射光而呈灰褐綠青諸色內作乳色有光澤

性味 鹹平微寒無毒

主治 傷寒寒熱溫瘧女子帶下赤白強骨節殺邪鬼（本經）

除留熱在關節營衛虛熱去來不定煩滿心痛氣結止汗止渴除老血瘀洩精澀大小腸止大小便治喉痹欬嗽心腹下痞熱（別錄）

粉身止大人小兒盜汗同麻黃根蛇床子乾薑為粉去陰汗（藏器）

治女子崩中止痛除風熱風瘧鬼交精出（孟詵）

男子虛勞 補腎安神 去煩熱 小兒驚癇 去脇下堅滿瘰癧
一切瘡（好古）
化痰耎堅 清熱除濕 止心脾氣痛 痢下赤白濁 消疝瘕積
塊癭疾結核（時珍）

成分　為炭酸鈣 燐酸鈣 珪酸 動物質等

修治　燒為粉末 或研為粉末生用

單方　為蜂所螫 用牡蠣末和醋塗之　凍瘡 用牡蠣燒成白灰
和胡麻油塗之　為鼠所咬 用牡蠣石灰黃柏末三味各
同量和醋塗之

處方 牡礬丹 牡蠣黃丹（各二兩）枯礬（四兩） 右為末遇夜睡時用手捏藥於痒處擦之 此方治陰囊兩旁生瘡或陰濕水出其癢甚苦夜則搔之無足後必自痛又兩腋及腳心汗濕無可奈何者用之神效

牡蠣散 治諸虛不足及大病後體虛津液不固體常自汗

黃耆 麻黃根 牡蠣（各等分）加小麥百餘粒煎服

近世應用 用作澁精健胃藥

禁忌 惡麻黃 辛夷 吳茱萸

用量· 一錢至三錢

烏賊骨（別名） 海螵蛸 墨魚骨 白龍 柔骨

基本 係棲息鹹水近海烏賊魚之骨質其種類頗多日本產者有真烏賊刺烏賊槍烏賊耳烏賊鰑烏賊螢種採取骨質供藥用者以真烏賊及刺烏賊二種其他質薄不適藥用烏賊體作囊狀呈灰色下部叢集八短脚另有一對頗長之鬚狀觸脚各脚具有吸盤四列體囊側緣有扁平擴展作鰭狀者口生於體於肢之間眼生於口上體肉白色囊中貯有墨汁逢敵而吐而自晦其蹤跡

形態 為雪白色長橢圓形之骨質表面作革質狀一面稍凹一

面隆起而巳由石灰鹽類之結晶針組成質脆弱遇酸類即溶解遺留膜狀物質

成分 由燐酸鈣炭酸鈣膠質等而成

性味 鹹温無毒

主治 女子赤白漏下經汁血閉陰蝕腫痛寒熱癥瘕無子（本經）驚氣入腹腹痛環臍丈夫陰中腫痛令人有子又止瘡多膿汁不燥（別錄） 療血崩殺蟲（日華） 炙研飲服治婦人血瘕大人小兒下痢殺小蟲（藏器）治眼中熱淚及一切浮翳研末和蜜點之久服益精（孟詵）

主女子血枯傷肝嗌血下血治瘧消癰研末敷小兒疳瘡
疳瘡臭爛丈夫陰瘡湯火傷跌傷出血燒存性同酒服治
婦人户嫁痛同鷄子黄塗小兒重舌鵞口同蒲黄末傅舌
腫血出如泉同槐花末吹鼻治衄血同銀硃吹鼻治喉痹
同石鼈末吹鼻治蝦鼈瘀痛同麝香吹耳治聤耳有膿及
耳聾（時珍）

鹹走血温和血入肝腎血分通血脉祛寒濕治血枯厥陰
少陰經病

修治

炙淡黄色次水飛曬乾用

單方 創傷用烏賊骨研末撲傷處 撲傷皮潰用烏賊骨研末調雞卵黃塗之

處方 續骨丸 治打撲身痛 海螵蛸（三年以上者可用） 石灰 葛粉 等分為細末糯米糊丸如大豆大溫酒下

治湯火傷方 烏賊骨 葛粉 五倍子 柿核 黃柏末 各等分研細末麻油相勻解傅

近世應用 用作新傷止血藥或配合眼藥其他用作牙粉原料

用量 五分至錢半

蟬蛻（別名） 枯蟬 蟬皮 蟬殼 蟬退 金牛兒

品考

蝉之種類極多故形態大小色彩等亦皆不同大抵頭部稍方有一雙複眼小觸角口作吻狀便於吸收液汁胸部如管腹略作三角形背部色茶褐或黑腹部作粉白狀胸部有翅兩對足三對翅透明如膜而有黑色之網眼與斑點便於飛翔止則疊翅作屋脊狀雄者腹部間具有起皺襞之小膜依呼吸作用而發喧聲長鳴而誘雌者知其所在雌者產卵樹上卵孵化為幼蟲下樹而入地中幼蟲之期間有長至數年者形狀類似蠐螬頭大觸角長吸收樹根之液汁而發育幼蟲之將為成蟲也必出地上至樹上

一二尺高處首足具備始自背部縱裂而脫皮此時呼為木蟬其皮殼乾燥則現茶褐色堅硬而粘有泥土以之入藥下品也又經數日更上樹三五尺脫皮如前且生翅而飛去此二次所脫之皮殼較前所脫者薄而清淨藥用乃為上品

形態　屬蟲類中有吻類之蟬其幼蟲出地中而成為蟲之際脫下之皮殼為堅硬茶褐色透明如膜而乾燥

性味　鹹甘寒無毒

主治　小兒驚癇婦人生子不下燒灰水服治久痢（別錄）

[illegible]

小兒壯熱驚癇止渴（藥性） 研末一錢井華水服治啞瘖（藏器） 除目昏障翳以水煎汁服治小兒瘡疹出不快甚良（宗奭） 治頭風眩運皮膚風熱痘疹作癢破傷風及丁腫毒瘡大人失音小兒驚風天吊驚哭夜啼陰腫（時珍）

蟬乃土木餘氣所化飲風露而不食其氣清虛味甘而寒能除風熱其殼為蛻故治皮膚風熱瘡瘍其體輕浮能發痘疹其性善蛻故除目翳催生下胞其聲清亮故治中風失音又晝鳴夜息故止小兒夜啼

單方 中風眩暈蟬退二錢微炒為末酒飲服 小兒夜啼不止
蟬蛻下半研為末薄荷煎湯入酒少許服二分五厘自然
止啼· 痘瘡毒氣出不快或煩躁蟬退水煎服
痘瘡出不齊腹大痛顏色轉黑有厭的蟬退去翅足洗淨為
末一錢煎湯服腹痛自止痘瘡不齊乳母亦使服一錢
聤耳蟬退五錢焙枯麝香五分二味同為末絹包塞入耳中

處方 秘傳黑神散 治失血血暈一切血病
合歡木（焙十兩）舊京墨（炒一兩）蟬退炒（五錢）為細末溫酒服
定命散 治初生兒口噤不開 蟬蛻（廿四枚去嘴脚）

全蠍（十四個）為細末入輕粉少許和勻用乳汁調乳前服少許

蟬花散　治小兒夜啼不止狀若鬼祟

蟬蛻七枚　下半截為細末用薄荷湯調入好酒少許食後服有不信者將上半截為末依前法服後啼如初古人立法莫知其妙小兒觸犯禁忌而夜啼者宜醋炭熏去頭腳微焙研末用

修治　以暗色者為佳熱水洗淨泥土候乾去頭腳微焙研末用

近世應用　熱性病及小兒痙攣等症

用量　一錢至二錢

白花蛇（别名） 黔蛇 蕲蛇 褰鼻蛇

產地 生南地及蜀郡諸山中今黔中及蕲州鄧州皆之

形態 白花蛇狀龍頭虎口黑質白花脇有二十四個方勝文腹有念珠斑口有四長牙尾上有一佛指甲長一二分腹形如連珠多在石南藤上食其花葉人以此尋獲先撒沙土一把則蟠不動以叉取之用繩懸起劙刀破腹去腸物則反尾洗滌其腹以竹支定屈曲盤起紮縛炕乾凡蛇死目皆閉惟出於蕲州白花蛇雖乾枯而目開不陷故以蕲蛇擅名諸蛇鼻向下獨此鼻向上背有花文以此得名喜螫

蕲蛇　　三十四

人足入人室作爛瓜氣不可嚮之須速辟除

性味　甘鹹溫有毒

主治　中風濕痹不仁筋脉拘急口面喎斜半身不遂骨節疼痛
脚弱不能久立暴風瘙癢大風疥癩（開寶）
治肺風鼻塞浮風癮疹身上白癜風癧瘍斑點（甄權）
通治諸風破傷風小兒風熱急慢驚風搐搦瘰癧楊梅瘡
痘瘡倒陷（時珍）

修治　頭尾各一尺有大毒祇用中段乾者以酒浸去皮骨炙過
收之則不蛀其骨刺須遠棄之其毒傷人與生者同

驗方　白蛇散　治瘰癧增寒發熱或痛或不痛

白花蛇（二兩）　青皮　黑牽牛（各一錢）　生犀角（五分）

右為末每用一錢入膩粉（輕粉）五分研

近世應用　為風藥止骨節疼痛徹皮膚瘙癢定搐藥

用量　二錢至三錢

烏梢蛇（別名）　烏蛇　黑花蛇　黑風蛇

產地　產西南諸省蘄州黃州山中亦有之

形態　烏蛇棲息山野間全體漆黑色腹部灰黑色頭圓尾尖背

有三稜大者兇猛雖能逐人但不為害

烏蛇

本草綱目曰烏花蛇不食生物亦不害人多在蘆叢中吸南風及其花氣最難採捕多于蘆枝上得之其身烏而光頭圓尾尖眼有赤光至枯死眼不陷如活者其重一兩以下者爲上粗大者藥力減也

性味　甘平無毒

主治　諸風頑痹皮膚不仁風瘙癮疹疥癬（開寶）熱毒風皮肌生癩眉鬚脫落（甄權）時珍曰烏蛇性善無毒功同白花蛇而力稍緩

修治　捕獲後刺於竹中曬乾取其肉去骨皮浸酒炙用

功世應用　宣祛風濕面瘡破傷風

用量　一錢至二錢

附錄　烏蛇可療癩疾相傳昔有一患癩者家人厭之棄於山中患者平日嗜酒置酒壺子側日夜取飲而其疾亦日就痊可患者一日視酒壺見中有死烏蛇因悟病之日痊必由烏蛇乃用此治之自此遂傳烏蛇可療癩病（藥劑誌第十三號）

蛇退皮（別名）　石皮　蛇皮　蛇衣　蛇脫　蛇殼　龍退　龍子皮　龍子衣　石龍衣　蛇脫皮　蛇蛻

第十　二·六

產地　山中皆有多蜕於石上及墻角間

品考　蛇類之軀體為圓柱狀全身有鱗覆之背部細小如菱排列若覆瓦狀謂之背鱗腹部為半圓狀排列為一行肛門以下則列兩行外皮脫殼之際多纏繞樹木漸次蛻出蛇之顎骨及頭骨均作方形張口則巨大無比故雖大不稱體之物亦能吞下齒數極多其狀如鉤皆彎向後其中尚分無毒牙有溝牙管狀毒牙數種依動物學上分別種類爬蟲類之蛇族其鱗上有皮膜每歲須退四五次概自唇部脫換

形態　為蛇蛻之皮膜面有鱗形色銀灰有光澤首尾全長數尺
稍帶薄質脆其味鹹入藥以不經於雨露者為良

性味　甘鹹性平無毒

主治　小兒驚癇瘈瘲癲疾弄舌搖頭寒熱腸痔蠱毒（本經）
大人五邪言語僻越止嘔逆明目燒之療諸惡瘡（別錄）
炙用辟惡止小兒驚悸客熱煎汁傅癧瘍白癜風催生（日華）
安胎止瘧辟惡去風殺蟲燒末服治婦人吹奶大人喉風
退目翳消木舌傅小兒重舌唇緊解顱面瘡月蝕天泡瘡
漏瘡腫毒煮湯洗諸惡蟲傷（時珍）

藥物　三十八

性寒而善去風故治驚癇風癢重舌屬皮而性善蛻故治皮膚瘡瘍產難目翳

修治　取色白如銀者皂角水洗淨或酒或醋或蜜浸炙黄或燒存性或鹽泥封煅用

處方　道人開障散　治諸障翳

蛇蛻（洗焙）蟬退（洗焙）黄連（各半兩）綠豆（一兩）甘草（二錢）　右為末每服二錢新汲水煎

神消散　治眼內黄膜上衝赤膜下垂

黄芩　蟬退　甘草　木賊（各二錢）穀精草　蒼朮（各兩）

蛻退（三條炒）　共爲末每服二錢夜卧冷水調下

近世應用　治喉痺及諸瘡等又供洗滌之用使皮膚滑澤

用量　一錢至二錢

白殭蠶　（别名）　死冰　白甘遂　自殭蠶　蟻殭子

產地　處處有之杭州居多

品考　蠶之胃中侵入細菌因濕潤過度細菌之芽胞發生旋狀體其過蠶之營養器官至於穿破是時蠶之動作遂不活潑食慾亦即缺損既而菌之繁殖愈盛即緣膜脂肪與肉等俱被侵襲通貫蠶體之皮膚抽出線狀體至是蠶體內

外均為白色之粉末（此即芽胞）所包固堅硬而殭縮死本草綱目云蠶病風死其色白故自死者名白殭蠶（死而不朽曰殭）

蠶患白粉病之細菌以顯微鏡照之則見為彈丸形之細胞此菌於蠶頭眠後侵入至二眠三眠而殭若火眠始感染者則於結繭化蛹後而死此項殭蠶如不立即收拾淨盡任其散置則其芽胞飛散空中粘附於蠶室蠶具及桑葉上不知者以之飼育蠶兒細菌繁殖無已然必延及所養之蠶悉數患病殭縮死而後已故白粉病為養蠶家之大患

形態　鱗翅屬昆蟲類中之一種當未成蛾之時患白粉病死體殭直

性味　鹹辛平無毒

主治　小兒驚癇夜啼去蠱殺黑䵟令人顏色好男子陰瘍病(本經)
女子崩中赤白產後腹痛滅諸瘡瘢痕為末封丁腫拔根
極效(別錄)
以七枚為末酒服治中風失音並一切風疰小兒客忤男
子陰瘍痛女子帶下(日華)
焙研薑汁調灌治中風喉痺欲絕下喉立癒(蘇頌)
散風痰結核瘰癧頭風風蟲齒痛皮膚風瘡丹毒作癢瘍

瘰癧結婦人乳汁不通崩中下血小兒疳蝕鱗體一切金瘡疔腫風痔（時珍）

辛鹹微溫僵而不化得清化之氣故能治風化痰散結行經其氣味俱薄輕浮而升入肺肝胃三經故治中風失音頭風齒痛喉痺咽痛丹毒作癢（風熱為病）瘰癧結核痰瘧血病崩中帶下（風熱乘肝）小兒驚癇膚如鱗甲（亦名胎垢）煎湯浴之

單方

出血不止白殭蠶炒至黃色研極細末敷之　中風半身不遂咳嗽甚咽痛夜不臥者白殭蠶炒與好茶等分為末

庚方

卧前熟湯服二錢

緩急湯　治虛而生風痰搐喘滿此慢驚症也

桑白皮　三兩　茯苓　白朮　陳皮　白殭蠶　杏仁　桔梗

各一兩　人參　甘草　各五錢　右生薑三片水煎服

消毒丸　治一切瘡腫未成膿者兩三服消散惡毒盡消

時疫瘩毒赤眼腫痛　大黃　一兩　白殭蠶　一兩　炒黃色

牡蠣　一兩燒　右三味同為細末煉蜜丸如彈子大

牽正散　治中風口眼喎斜半身不遂　白附子　白殭蠶

全蝎　去毒生用　右等分為末熱湯調下每服二錢

[illegible] [illegible]　[illegible]

修治　選白色自直者晒乾收貯以水或米泔浸一日去腹内之

線並首尾炒用（如乾後又帶濕氣者有毒不堪入藥）

適應用世　中風失音喉痺瘋症諸瘡等

禁忌　諸證由於血虛而無風寒客邪者勿用惡萆薢桔梗茯

苓桑螵蛸

用量　三分至一錢

蠶沙（別名）沙

形態　即蠶所排泄之糞謂之沙為鐵黑色之楕圓形顆粒

性味　甘辛溫無毒

主治

腸鳴熱消渴風痙癮瘮（別錄）

炒黄袋盛酒浸去風諸節不隨皮膚頑痺腹内宿冷冷血瘀血腰脚冷痛炒熱袋盛熨偏風筋骨癱瘓手足不隨腰脚軟皮膚頑痺（藏器）

治消渴癥結及婦人血崩頭風風赤眼去風除濕（時珍）

消渴飲水蠶沙焙乾為末用冷水下二錢　婦人血崩蠶沙為末酒服三五錢　月經久閉蠶沙四兩炒半黄入酒煮沸澄去沙每溫服一盞即通　男婦心痛不可忍者蠶沙一兩滚湯泡過濾淨取清水服即止

藥用蠶沙須用夏蠶，故方書云晚蠶沙，又曰原蠶沙。原再
也，再養之義也。然往往與春蠶秋蠶之糞相和
修治　以水輕洗晒乾聽用，或炒黄浸酒用
近世應用　治眼瞼癧爛或治游疾
用量　七分至二錢
附錄　蠶蛹　炒食治風及勞瘦，為末飲服治小兒疳瘦，退熱長肌肉
蠶繭甘温，能瀉膀胱相火，引清氣上朝於口，止消渴
原雄蠶蛾氣熱性淫，鹹温有小毒，主治益精氣，强陰道
止泄精尿血，暖水臟，治暴風金瘡，凍瘡，湯火瘡，滅瘢痕